Entiendo su dolor

Descubra el origen de su dolor y cómo afrontarlo

Dr. Alfonso Noriega Fernández

Entiendo su dolor. Descubra el origen de su dolor y cómo afrontarlo.
© Alfonso Noriega Fernández, 2015
1ª edición, diciembre 2015.
ISBN: 978-1519592750
Editado por Alfonso Noriega Fernández
Impreso en Createspace™

Entiendo su dolor

A mi mujer Vanessa
y a mis hijos Alfonso, Jorge y Carla

Descubra el origen de su dolor y cómo afrontarlo

Índice

1. Pase y tome asiento.

—Pase y tome asiento. ¿Qué le sucede? — con estas palabras invito a mis pacientes a desvelar el problema o padecimiento que les ha traído a mi consulta. Se trata de una consulta modesta en una ciudad del norte de España. Eso sí, soy el único médico que presta atención en ella y por eso la decidí llamar Clínica Doctor Noriega.

En la primera visita "el" o "la" paciente (de ahora en adelante me referiré a "el" paciente expresando ambos géneros para facilitar la lectura) pasa al despacho, donde una biblioteca de libros de medicina sirve como fondo para nuestra entrevista. Entre los ejemplares cuento con algunos de principios de siglo XX que pertenecieron a mi bisabuelo, a mi abuelo y a mi padre, todos ellos médicos. El resto del mobiliario lo componen dos sillas, una mesa de despacho amplia, un sillón de oficina cómodo, un negatoscopio y un ordenador personal.

Cuando el paciente viene sólo, generalmente elige la silla que queda situada delante de la mía. Cuando viene acompañado y elige la silla que ocupará, comienza a darme las primeras pistas. Si cede el asiento enfrentado al mío a su acompañante, expresa que ha sido empujado a venir a la consulta, que la iniciativa ha sido de otra persona. La cuestión se agrava cuando el paciente también cede la palabra al acompañante. Sin embargo el paciente que encara mi asiento expresa que ha acudido por iniciativa propia, pero además es probable que yo no sea el primer médico al que consulta por este problema.

El negatoscopio o visor de radiografías no falta en ninguna consulta médica. Probablemente con el tiempo pierda por completo su utilidad, ya que la imagen digitalizada es de uso común en estos tiempos, pero a veces los pacientes traen estudios antiguos que pueden proporcionar mucha información. A mí, personalmente, me encanta encender el negatoscopio y colocar radiografías en él, y también la media luz que proporciona al despacho. Tomar medidas con regla, escuadra y cartabón y anotarlas con lápiz directamente en la radiografía es una parte de nuestro trabajo que se ha ido sustituyendo por programas informáticos con potentes interfaces gráficos que logran el mismo objetivo en un par de "clics". La mesa de madera oscura combinada con acero la dejo despejada para que el paciente me exponga todos sus informes previos. Sólo el ordenador y un accesorio de escritorio roban espacio para este menester.

La sala de espera de la clínica está ornamentada con mis títulos: Licenciado en Medicina, Especialista en Medicina Familiar y Comunitaria y Especialista en Cirugía Ortopédica y Traumatología, además de Doctor por la Universidad de Oviedo. Un largo bagaje por la senda de los estudios y la investigación que de poco serviría en mi práctica diaria si no hubiera dedicado el suficiente tiempo a la mayor y mejor fuente de conocimientos. Sin duda escuchar, observar y explorar a los pacientes constituye la base del conocimiento médico. Cuando el médico contrasta la información que obtiene del paciente con el resultado de las pruebas complementarias y llega a un diagnóstico se culmina el acto médico. Sin diagnóstico es difícil encontrar un tratamiento adecuado y un diagnóstico erróneo puede ser el principio de una serie de actos médicos que en el mejor de los casos serán ineficaces.

LA ENTREVISTA

La entrevista o *anamnesis* debe aportar datos fundamentales sobre el problema del paciente. Desde cuándo lo sufre, si considera que hay una causa que lo haya desencadenado, una definición clara de lo que le ocurre y qué lo hace mejorar o empeorar. Me interesa especialmente si el paciente ha realizado tratamientos previos, junto con el grado de éxito que estos hayan alcanzado. A continuación hago una recopilación de los antecedentes personales del paciente, es decir, su historial clínico. El paciente debe detallar todas las enfermedades que padece, junto con los tratamientos que utiliza para ellas, y también todas las intervenciones quirúrgicas a las que se haya sometido. Para finalizar, abordaremos una zona más personal y menos médica. Me interesa el trabajo que desempeña el paciente, su forma de vida, sus aficiones, su alimentación, sus hábitos tóxicos si es que los tiene y su situación personal anímica. Cuanto más sepa de un paciente, más le podré ayudar.

LA EXPLORACIÓN

Cuando la fase de entrevista clínica ha terminado, paso junto al paciente a la sala de exploración. Camilla, manos y martillo de reflejos se hacen protagonistas en esta fase de la consulta. La exploración se puede dividir en dos partes, a mi modo de ver, una general y otra específica. La exploración general se basa en la observación del estado de la piel, las mucosas, la constitución del paciente, la axialidad (el ángulo que forman las articulaciones o, más sencillo, si están "torcidas" o "rectas") de las extremidades y posibles dismetrías de estas y la estática de la columna vertebral en bipedestación (las curvas que forma la columna cuando estamos de pie). También me fijo en la marcha o forma de caminar del paciente. La exploración específica va guiada a los síntomas que refiere el paciente, a la región concreta en la que localiza su dolor. Más adelante profundizaremos en toda esta temática.

LAS PRUEBAS COMPLEMENTARIAS

La última fase de la primera consulta consiste en tomar la decisión de solicitar alguna prueba complementaria si es que el paciente no las ha aportado ya. La más útiles en el campo del dolor musculoesquelético son las pruebas de imagen, como la Resonancia Magnética y la radiología convencional, pero con frecuencia debemos realizar analíticas sanguíneas y pruebas neurofisiológicas. El objetivo de las pruebas es confirmar nuestra sospecha respecto al diagnóstico. Y cuando llegue el diagnóstico, llegará el tratamiento.

2. ¿Por qué está leyendo este libro?

Es evidente que está leyendo este libro porque usted o alguien cercano a usted sufren dolor. Arriesgaría poco si me aventuro un poco más y afirmo que se trata de un dolor de larga evolución o, como lo denominamos en medicina, "crónico".

Seguro que recuerda alguna de sus primeras consultas por este dolor, en la que recibió como tratamiento un analgésico de uso general, sin tener un diagnóstico claro (por ejemplo "tendinitis") y un pronóstico de curación en breve plazo. La montaña va creciendo poco a poco y usted habrá amontonado a su espalda consultas con diversos especialistas, varias pruebas complementarias, muchos tratamientos farmacológicos y fisioterápicos e incluso, esperemos que aún no, haya llegado a pasar por una intervención quirúrgica. Es también posible que desde un accidente, una enfermedad aguda y grave o una intervención quirúrgica sufra usted (o esa persona cercana) un dolor o un complejo de dolores de diagnóstico impreciso y sin solución hasta el momento.

Ojalá me haya equivocado y, la persona que lo sufre, tenga un dolor de reciente aparición o con un diagnóstico que se presuma más preciso. En este caso todo resultará más fácil.

De todas maneras, sea cual sea la causa de acercarse a este libro vamos a pelear por conocer la causa de su dolor. Una vez que tengamos identificado el origen, en muchas ocasiones con la colaboración de su médico de confianza (intente tener un médico de confianza), podremos tomar una iniciativa terapéutica.

Quiero, a través de este texto, ser su compañía. Sé que el dolor implica en muchas ocasiones incomprensión y soledad. El dolor no se comparte ni se reparte. Se sufre. Quizá esta sea una de las causas de la cronificación del dolor, la dificultad para encontrar, o mejor dicho pedir ayuda.

La visión será extensa, general. Nos detendremos en ciertos aspectos en los que otros no se han detenido antes para que usted descubra cuál es la causa de su dolor, y cómo enfrentarse a él. Ciertas enfermedades merecen un libro por sí solas, y ojalá pueda llegar a reunir tiempo para escribirlo en un futuro.

Es el momento de aclarar que no es el objetivo de este libro abordar el dolor de origen oncológico. El tratamiento y las actuaciones médicas son diferentes en este tipo de dolor.

3. ¿Qué tipo de dolor tengo?

Existen decenas de clasificaciones para el dolor. No es mi objetivo ni el del libro crear una nueva ni aburrir al lector con listados incluidos en tratados médicos. La intención es ser útil y práctico. Hablaremos de dolor somatogénico, visceral, neuropático y psicógeno.

La palabra somatogénico tiene su origen en el término griego *somathos* que quiere decir cuerpo. Por tanto, podemos deducir que el dolor somatogénico tiene su origen en tejidos corporales, como el músculo, las articulaciones, los huesos...

El dolor de tipo visceral tiene su origen en órganos internos o las membranas que los recubren. Sirvan como ejemplo los cólicos nefríticos, las apendicitis, o el infarto agudo de miocardio. Una de las características del dolor visceral es el dolor referido, que se localiza a distancia de la estructura que lo origina (por ejemplo el dolor en extremidad superior en el ya comentado infarto agudo de miocardio).

El dolor neuropático tiene su origen en una irritación o lesión de las estructuras neurológicas que transmiten la información sensitiva. Por ejemplo, una ciática secundaria a compresión de una raíz del nervio ciático a nivel lumbar.

El dolor psicógeno tiene su origen a nivel central, en la *psique* del paciente, como por ejemplo en las reacciones del organismo a situaciones de stress.

Pero para establecer qué tipo de dolor sufre no basta con esta breve descripción, habrá que ahondar en las características de cada uno de estos grupos.

DOLOR SOMATOGÉNICO

El dolor somatogénico es el más característico en las enfermedades del sistema musculoesquelético. Las estructuras que desencadenan esta sensación desagradable se denominan nocirreceptores. Los estímulos que causan dolor somatogénico en los tejidos pueden ser lesiones, inflamación o infecciones. Las lesiones son daños o "heridas" en los tejidos corporales. Desde una degeneración en la estructura de un tendón, hasta una fractura ósea, pasando por roturas musculares, articulaciones con daños en el cartílago o estructuras adyacentes o roturas tendinosas agudas o degenerativas.

La inflamación hace referencia generalmente a procesos generales que afectan a los tejidos corporales. La inflamación está causada por enfermedades reumáticas (ER) o procesos metabólicos que se ensañan con los tejidos corporales. Las ER más frecuentes son la artritis reumatoide, las espondiloartropatías seronegativas y el lupus, aunque existen muchas más. Las ER se caracterizan por un ataque del sistema inmunitario de un individuo a sus propias estructuras corporales. Un error en el procesado de la información por parte del sistema inmunitario hace que las células responsables de la defensa del cuerpo contra elementos ajenos (bacterias, virus), ataquen a los tejidos corporales, y produzcan daños en articulaciones y tendones preferentemente, aunque también en otras estructuras, como las mucosas, piel, ojos y algunas vísceras.

Las enfermedades en las que existe un problema en el manejo o metabolismo de productos como el ácido úrico o el calcio, con tendencia a formar cristales articulares son también causa de problemas inflamatorios. Es bien conocido el efecto de un ataque de gota producido por ácido úrico, o el efecto de los cristales de pirofosfato cálcico en las rodillas de muchos pacientes.

Las infecciones son producidas por el ataque de organismos externos. Bacterias, virus, hongos, parásitos y priones pueden ser los responsables. Las infecciones pueden afectar directamente a los tejidos corporales (artritis infecciosa, tenosinovitis infecciosa, abscesos) o indirectamente mediante procesos tóxicos o reactivos en los que la exacerbación del sistema inmune propio cuando intenta defender al organismo de estos ataques produce secundariamente inflamación articular o vasculitis (inflamación de los pequeños vasos sanguíneos que también puede ser causa de inflamación articular). Un ejemplo de este mecanismo es el del VIH.

Antes incluso de saber que el SIDA era producido por un virus, se empezaron a estudiar en los primeros años ochenta los casos de pacientes jóvenes que presentaban importante patología articular inflamatoria en ausencia de una enfermedad reumática, además de una incapacidad de sus organismos para defenderse de determinadas infecciones y un síndrome general. Pero los primeros síntomas eran articulares. Las investigaciones de Luc Montaigner y Robert Gallo en 1983, llevaron a conocer que la causa era un virus. Los virus responsables de la hepatitis pueden producir también vasculitis que a la postre son causa de inflamación articular. Sin ir tan lejos, es fácil recordar el dolor muscular y articular que nos causó la última gripe que sufrimos.

DOLOR VISCERAL.

El dolor visceral está producido por determinados estímulos (sobre todo de estiramiento) en los nocirreceptores situados en determinados órganos internos. No es de demasiado interés para el estudio del dolor musculoesquelético pero sí debemos descartarlo siempre que el dolor que presenta un paciente pueda estar relacionado con una enfermedad en algún órgano. La patología de la vesícula biliar suele tener una referencia dolorosa en el hombro derecho del paciente y confundirnos buscando un problema en el hombro. La patología del aparato genital en la mujer puede producir dolor lumbopélvico y agotar todos nuestros esfuerzos buscando una causa en la columna lumbar. En cada sección haré un pequeño apunte sobre este tema.

DOLOR NEUROPÁTICO

Definido como el que se produce cuando existe una lesión, compresión o irritación en las vías nerviosas sensitivas. Puede tratarse de una compresión de una raíz nerviosa a su salida del canal neural, como la que se produce en las hernias díscales.

También es característico de los síndromes canaliculares, en los que un nervio periférico ve dificultado su paso por una estrechez originada en las estructuras que lo rodean. Determinadas infecciones cómo la que produce el virus herpes zoster, que ataca directamente a nervios periféricos, puede desencadenar este tipo de dolor, tanto en fase aguda como en el periodo de recuperación, dado que la homeostasis del nervio queda alterada. La algodistrofia es un cuadro de dolor asimilado al neuropático que se produce tras traumatismos con o sin fracturas acompañantes, generalmente en la parte distal de las extremidades superior e inferior. El dolor neuropático se define como quemante, pegajoso, y es característicamente difícil de manejar con fármacos.

DOLOR PSICÓGENO

Su característica fundamental es la ausencia de lesión o estímulo doloroso desencadenante. Sería un error grave considerar que el paciente simula el dolor, ya que este hecho se denomina dolor simulado o facticio, y generalmente tiene como objetivo obtener un beneficio secundario, bien económico o emocional. El dolor psicógeno surge sin más en pacientes afectados por cuadros de stress, ansiedad o depresión. Es relativamente frecuente que los pacientes que lo sufren no tengan síntomas de problemas psicológicos, y hay quien defiende que es la represión de estos síntomas la que hace que se manifiesten en forma de dolor u otras manifestaciones somáticas o corporales. Difícil de identificar y aún más difícil de tratar sobre todo si lo intentamos exclusivamente con fármacos.

"No hay medicina que cure lo que no cura la felicidad."

Gabriel García Márquez

Del amor y otros demonios. (1994)

Toda esta información probablemente no le haya explicado todavía la causa de su dolor, pero servirá como base para lo que viene más adelante.

4. ¿Tengo una enfermedad reumática?

—Doctor, ¿tengo una enfermedad reumática?

Esa misma pregunta, que se formulan muchos de los pacientes que entran en la consulta, me la hago yo en incontables ocasiones respecto a ellos cuando les entrevisto o examino. Me esmero en detectarlas porque su diagnóstico puede producir un cambio drástico en el tratamiento y en el pronóstico del paciente. Cuando el paciente sufre un problema reumático, el tratamiento farmacológico toma protagonismo frente a las técnicas quirúrgicas de reconstrucción articular.

Para detectar signos de la presencia de una ER comenzaremos con una observación general. Enfréntese a un espejo con su cuerpo descubierto. ¿Aprecia lesiones cutáneas en su cuerpo o su cara? Buscaremos regiones eritematosas (enrojecidas) planas o elevadas (pápulas). Zonas de sequedad excesiva (xerosis) o descamación también nos deben alertar. Es característico del lupus eritematoso sistémico (LES) la presencia de un eritema facial simétrico en "alas de mariposa" sobre los pómulos de los pacientes afectados. En la artritis reumatoide (AR) es característica la aparición de nódulos subcutáneos (pequeños "bultitos" en la piel). En la artritis psoriásica encontraremos las típicas lesiones eritematosas descamativas en codos y rodillas. Las mucosas (tejidos que recubren la cavidad bucal o vaginal) también pueden afectarse en las ER, pudiendo encontrarse pequeñas úlceras o aftas bucales.

El siguiente paso será "mirarnos a los ojos". Un excesivo enrojecimiento o sequedad en córnea o conjuntiva pueden ser pistas a seguir en el estudio de una posible afectación reumática. El Síndrome de Sjögren cursa característicamente con un cuadro de "ojo seco". Las espondiloartropatías seronegativas, como la espondilitis anquilopoyética, están asociadas en muchos casos a uveítis e iritis (cuadros de enrojecimiento ocular que pueden ser dolorosos).

Hago un breve inciso en este momento para recordar al lector que sólo se pretende en este libro dar luz a los problemas de los pacientes que sufren dolor. El diagnóstico es labor del Médico, no es aconsejable en absoluto el autodiagnóstico. Lo que se pretende es que usted conozca aquellos signos o síntomas que debe transmitir al médico para que él disponga de la mayor información posible y el diagnóstico sea rápido y certero.

Ahora eleve sus manos y observe su dorso. ¿Están deformados los dedos? Es más característica de la AR la deformidad desde la base de los dedos en la cual se desvían al lado contrario del pulgar, lo que se denomina "ráfaga cubital". Es frecuente en las ER la existencia del "Fenómeno de Raynaud", que produce enrojecimiento y sensación de turgencia rápidamente en los dedos de las manos ante la presencia de calor y frialdad acompañada de palidez cutánea (incluso piel azulada) en ambiente frío. Las manos que están afectadas por el fenómeno de Raynaud suelen tener los dedos engrosados en su base y afilados en el extremo y también suelen presentar rigidez de predominio matutino.

El siguiente paso será observar las articulaciones visibles. Nos podemos fijar en muñecas, codos, rodillas y tobillos. ¿Presentan un aumento de volumen o existe asimetría entre ambos lados? ¿Están deformadas o enrojecidas? ¿Son dolorosas y presentan rigidez? Si la respuesta es afirmativa hablaremos de posible artritis a nivel de una de estas articulaciones. Muchos de mis pacientes con AR detectan los brotes de su enfermedad por inflamación y enrojecimiento a nivel de las muñecas.

Esta observación inicial que hemos realizado debemos contrastarla con alguno de los síntomas de ER. El cansancio crónico, la rigidez matutina, ocasionalmente un síndrome febril y ánimo depresivo acompañan a los síntomas articulares en las ER.

El siguiente paso, si existe la sospecha de la presencia de una enfermedad reumática, será realizar una analítica de sangre. Las pruebas que podemos solicitar van desde indicadores generales de la existencia de un proceso inflamatorio en el cuerpo, como son la proteína C reactiva (PCR) o la velocidad de sedimentación globular (VSG), hasta los más específicos de determinadas enfermedades, como los anticuerpos antinucleares (ANAs), característico del Lupus, o los anticuerpos antipéptidos cíclicos citrulinados (anti-CCP), característicos de la AR. También se puede estudiar la presencia de determinados complejos de histocompatibilidad (HLAs) que nos acompañan desde el nacimiento y hacen que estemos predispuestos a sufrir enfermedades autoinmunes, entre las que se encuentran las enfermedades reumáticas. El

HLA-B27 está presente en un 90% de los pacientes diagnosticados de espondilitis anquilopoyética (EA), y presenta altos porcentajes de positividad en otras espondiloartropatias seronegativas como la artritis psoriásica y la artritis asociada a enfermedades inflamatorias intestinales.

Dentro de los estudios analíticos podemos considerar el estudio del líquido articular cuando alguna articulación presente signos inflamatorios.

Existen otras enfermedades congénitas y adquiridas que pueden afectar al aparato locomotor y pueden dar alteraciones analíticas. Por ejemplo la enfermedad de Paget, en la que la matriz ósea se crea y destruye de manera desordenada y a una velocidad aumentada, y puede detectarse a través de analítica de sangre y orina.

Las colagenosis son defectos congénitos en la síntesis de determinados tipos de colágeno, que es para entendernos el "pegamento" del cuerpo, existiendo varios tipos colagenosis. Las formas más graves impiden que el individuo llegue a la edad adulta. Las más leves producen problemas generalizados (cardiacos, renales...) y a nivel articular. Por otro lado están las miopatías, que afectan a la musculatura del individuo, habiendo varios tipos.

En conclusión, existen un vasto grupo de enfermedades que pueden afectar al aparato locomotor y su diagnóstico depende de la pericia del médico en su sospecha y de la confirmación analítica.

Los estudios radiológicos también nos pueden orientar acerca de la existencia de enfermedades reumáticas. En la AR es frecuente observar que la línea articular está adelgazada (la separación entre los dos huesos que forman la articulación está disminuida por la erosión del cartílago) y también suelen observarse erosiones en el hueso, siendo infrecuente ver reacciones exageradas del hueso en relación a picos óseos (osteofitos). En la actualidad, para el diagnóstico de la EA es indispensable que el paciente presente sacroileítis, que es una inflamación en la articulación que une el hueso sacro con la pelvis, bien en RX convencional o bien en resonancia magnética (RM). Es característica de la EA la fusión de las vértebras, formando una estructura similar a una "caña de bambú".

Finalmente le responderé a su pregunta. Es probable, debido a su infrecuencia, que usted no presente una ER. Como en un juicio, presuponemos la inocencia, es decir partiremos de la base de que *probablemente* usted no padezca una ER, y serán las pruebas las que finalmente nos den un veredicto.

5. En busca de un diagnóstico. La lesión.

Después de la entrevista clínica, la observación y la exploración, el médico debe ser capaz de establecer una impresión diagnóstica o al menos un diagnóstico diferencial (un pequeño listado de posibles diagnósticos para el problema que sufre el paciente). La analítica puede ser útil como hemos visto para descartar o confirmar ciertas enfermedades, pero cuando buscamos una lesión (una estructura dañada) causante del dolor irremediablemente recurriremos a las pruebas de imagen.

La radiología convencional (RX) fue descubierta en 1895 por el físico alemán Wilhelm Conrad Röntgen. La realidad es que sigue en plena vigencia. Fundamental en el diagnóstico de fracturas y patología degenerativas articular, es la prueba más rápida y asequible de las que disponemos. Su utilidad no se limita a esto, nos permite diagnosticar con gran precisión problemas de alineación o dismetrias en las extremidades, definir patrones patológicos en las curvas de la columna vertebral y detectar tumores benignos y malignos a nivel óseo. Yo la considero (con permiso de la TC o SCANNER, mucho más costoso y con mayor dosis de radiación) la prueba ideal para "ver hueso". Además nos permite ver calcificaciones en los tendones y otras estructuras periarticulares.

La ventaja del TC o scanner es la posibilidad de obtener imágenes tridimensionales y obtener "cortes" del cuerpo, imágenes que eliminan las superposiciones características de las radiografías convencionales, pudiendo delimitar incluso estructuras no óseas como músculos y órganos, así como estructuras de contenido líquido (hematomas, abscesos...).

La prueba más potente a nivel diagnóstico en la actualidad es la resonancia magnética (RM). El funcionamiento de la RM es complejo, quédese con que el sistema cuenta con un gran imán que altera la polaridad de los electrones de nuestros átomos y un lector que capta la energía que liberan estos electrones cuando vuelven a su situación basal en el momento en que el gran imán deja de funcionar, es decir, es un sistema que no produce radiación perjudicial para el paciente. Permite ver el interior del cuerpo, delimitando perfectamente las estructuras y permitiéndonos además detectar cuándo estas presentan lesiones gracias a la hiperseñal que produce el líquido en una de sus secuencias llamada T2. Para entender esta última frase les tengo que explicar que los tejidos inflamados tienen un exceso de "agua" en forma de edema, y que ciertas estructuras articulares, como los meniscos de las rodillas, cuando se lesionan, permiten "filtrar" líquido articular a través de su rotura. Lo dicho, casi la panacea para el traumatólogo. Tiene otras posibilidades muy interesantes, como detectar una señal ósea alterada, en relación a una posible enfermedad, problema metabólico o un traumatismo. La definición de la imagen es perfecta y podremos revisar músculos, tendones, discos intervertebrales, nervios periféricos, estructuras vasculares... Si el dolor tiene su origen en una lesión, la Resonancia Magnética dará con ella.

Todavía podemos aumentar la potencia diagnóstica de la RM mediante la inyección de contrastes intravenosos o, mejor aún, articulares, que resaltan todavía más las estructuras lesionadas. Actualmente el tipo de contraste más utilizado es el Gadolinio, un elemento que forma parte del grupo de las "tierras raras". Se han descrito complicaciones sistémicas graves con la administración de Gadolinio, como fibrosis de tejidos, por lo que su uso debe estar justificado. En articulaciones también se puede usar como contraste algunos tipos de anestésico local.

Sobretodo en el ámbito de la Medicina Deportiva tiene un especial interés la ecografía. Consta de un emisor-receptor de ultrasonidos que aplicado sobre la superficie corporal nos da una visión de las estructuras internas. Es una especie de radar. Sus limitaciones son la profundidad de los tejidos, su incapacidad para atravesar el hueso (en el cual las ondas rebotan irremediablemente) y una peor definición que la RM. A su favor, la rapidez en su realización, la ausencia de radiación, la posibilidad de realizar estudios dinámicos (con el paciente en movimiento) y su gran utilidad en el guiado de procedimientos invasivos (inyecciones, aspirados de líquido...). La información de la ecografía a mi modo de ver es sobretodo útil "de primera mano", es decir, si el médico que la realiza es el que va a tratar la lesión, ya que en imagen se transmite con un bajón importante en la calidad y los informes pueden no contener la información que buscamos.

Otra prueba que nos puede ser útil es la gammagrafía ósea. Se trata de una prueba en la que se inyecta un isotopo nuclear en sangre y se estudia cómo se distribuye y "sedimenta" en distintas estructuras del sistema musculoesquelético. Poco específica (le cuesta establecer un diagnóstico, simplemente nos marca la zona lesionada) pero con alta sensibilidad (si existe inflamación la detecta casi siempre) y gran campo de visión (puede abarcar incluso todo el cuerpo). Se utiliza sobretodo en el estudio de patología tumoral y búsqueda de metástasis, pero también para patología inflamatoria y estudio de prótesis articulares dolorosas en pacientes intervenidos.

Aunque no sean pruebas de imagen, aprovecho el capítulo para hablar de los estudios neurofisiológicos (electromiografía, potenciales evocados), nos aportan valiosa información sobre el estudio de la conducción de las vías nerviosas. Validan el posible daño o compresión de las estructuras neurales.

Tras la realización de las pruebas necesarias, tendremos un diagnóstico, y por tanto un abanico de alternativas terapéuticas. ¿O no? ¿Qué sucede si no obtenemos un diagnóstico tras la valoración clínica y una sucesión de pruebas diagnósticas?

6. Me duele la espalda

Cuando un paciente refiere dolor de espalda generalmente se refiere a la región lumbar. El dolor a nivel de la columna dorsal es infrecuente y como veremos más adelante, el planteamiento diagnóstico también varía.

El dolor lumbar generalmente tiene su origen en alguna lesión en los segmentos intervertebrales. Los segmentos intervertebrales los constituyen las estructuras que unen dos vértebras. Los segmentos más comúnmente afectados son los dos últimos (el que forman las vértebras "L4" y "L5" y el que forman las vértebras "L5" y "S1").

La principal estructura de unión entre dos vértebras adyacentes es el disco intervertebral, que constituye junto con los cuerpos vertebrales (los "tambores" característicos de las vértebras) el pilar anterior de la columna vertebral. El pilar posterior lo constituyen dos pequeñas articulaciones interapofisarias o facetas situadas a ambos lados de la línea media, por detrás o a los lados del canal vertebral según el segmento de la columna en el que nos encontremos.

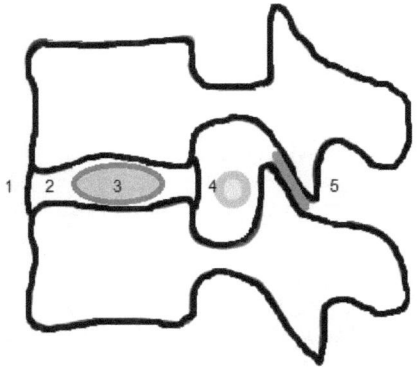

Figura 1. Segmento intervertebral. 1-Disco; 2-Anillo fibroso; 3-Núcleo pulposo; 4-Agujero de conjunción y raíz nerviosa; 5-Articulación interapofisaria

El disco intervertebral soporta aproximadamente el ochenta por ciento de la carga o presión sobre ese segmento. Es la principal estructura involucrada en el dolor lumbar en sus diferentes variantes.

> *El disco sano es una estructura formada por fibras concéntricas de colágeno estructuradas en varias capas en su parte periférica, lo que conocemos como annulus o anillo fibroso, y una parte gelatinosa central, rica en agua y glicosaminoglicanos, conocida como núcleo pulposo.*

La lesión que precipita el deterioro del disco intervertebral es la rotura del *annulus*, tras lo tal el contenido del núcleo pulposo puede sufrir un escape repentino (lo que conocemos por hernia discal) o paulatina (conduciendo a una discopatía o "disco negro").

La rotura aguda del anillo fibroso puede producir un cuadro de lumbalgia más o menos duradero, que casi siempre pasa sin diagnosticar por su relativa corta duración o, si el paciente acude al médico, queda etiquetado de "lumbalgia mecánica". No es hasta pasado un tiempo cuando vamos a percatarnos de las consecuencias de la lesión, bien espontáneamente o bien tras un nuevo esfuerzo, causante de una salida brusca del núcleo pulposo produciendo la compresión a nivel de la raíz de un nervio. Otra posibilidad es el desarrollo de una lumbalgia insidiosa, cronificada, de difícil manejo, denominada discopatía crónica, causada por una salida lenta del núcleo pulposo a través de la fisura del *annulus*, como podría ocurrir en un neumático que tiene una fuga.

Las hernias díscales generalmente producen un tipo de dolor denominado ciática, que se expresa como un dolor irradiado a la extremidad inferior, generalmente en la cara posterior o lateral de la pierna. El mecanismo del dolor en las ciáticas es bien conocido.

> *En las hernias díscales causantes de ciática, el material del núcleo propulsado por una carga sobre ese segmento, se desplaza hacia la parte postero-lateral del disco y comprime directamente una de las raíces nerviosas, generalmente del nervio ciático, a nivel de su salida del canal vertebral en el agujero de conjunción o en el receso lateral. Además del efecto mecánico existe una irritación química, dado que el contenido del núcleo pulposo es rico en sustancias que resultan irritantes para el nervio.*

El mecanismo de dolor en las discopatías crónicas sin hernia es doble. Por un lado el efecto mecánico de la inestabilidad y falta de amortiguación que se produce cuando está estructura, nexo fundamental entre dos vértebras, es incompetente. La musculatura y resto de estructuras de unión, como las facetas y los ligamentos intervertebrales tienen que hacer un esfuerzo suplementario, produciéndose contracturas musculares y lesiones de las otras estructuras intervertebrales.

Por otro lado, el disco intervertebral es una estructura inervada, y por tanto dolorosa ante la lesión. El nervio sinuvertebral de Lushka, originado en el ramo posterior de la raíz nerviosa perteneciente a ese segmento es el responsable de enviar está señal dolorosa.

A día de hoy no podemos recuperar la estructura inicial del disco mediante ningún procedimiento. Los tratamientos conservadores consisten en inyecciones para vertebrales o epidural es de distintos productos. La fisioterapia y los sistemas de tracción vertebral han demostrado también efectividad. Los procedimientos mínimamente invasivos llegan hasta el disco intervertebral, y mediante distintos procedimientos ablativos buscan quitar el dolor y/o disminuir el tamaño de la hernia. En los últimos tiempos se han utilizado sustancias elásticas biocompatibles para inyectar en el interior del disco. Los tratamientos quirúrgicos buscan extirpar la hernia discal o "fijar" dos o más vértebras impidiendo su movimiento (en un procedimiento denominado artrodesis) con el objetivo de paliar el dolor.

De inicio siempre desaconsejo el tratamiento quirúrgico a los pacientes, salvo que exista un déficit motor (parálisis) en algún grupo muscular. Los tratamientos conservadores o los mínimamente invasivos suelen ser suficientes para paliar el dolor. De hecho, la hernia, al tratarse de un material fuera de su situación habitual, suele ser reabsorbido, al menos parcialmente por el cuerpo.

El pilar posterior del segmento intervertebral está compuesto por dos articulaciones interapofisarias o facetas. La lesión más característica de las facetas es la artrosis, que se inicia generalmente tras el fracaso del pilar anterior y la consiguiente discopatía. Inicialmente se produce un fenómeno inflamatorio y progresivamente, según la artrosis va avanzando, las facetas aumentan de tamaño, con el riesgo de comprimir la raíz nerviosa, ya que estas articulaciones quedan "por detrás" del agujero de conjunción por el que sale la raíz nerviosa (el disco recordemos, queda "por delante"). La artrosis facetaria generalmente responde bien a tratamiento conservador, o técnicas mini-invasivas.

Cuando el proceso degenerativo discal y facetario están avanzados, sobre todo en pacientes anatómicamente predispuestos, se puede ocasionar un síndrome de canal estrecho (o estenosis de canal). En este síndrome se reduce el paso para las raíces nerviosas por el canal medular. Además, existe una peor irrigación vascular de estas raíces originado por el conflicto de espacio existente, que dificulta la circulación sanguínea por las estructuras vasculares que "nutren" a las raíces nerviosas.

> *El paciente que sufre estenosis de canal tiene dolor, "hormigueo" y perdida de fuerza, generalmente en ambas extremidades inferiores, que se intensifican cuando camina. Al sufrir un incremento de su clínica, el paciente se tiene que parar, recuperándose progresivamente, por lo que también se ha denominado este cuadro como "síndrome de los escaparates".*

Las fases iniciales de la estenosis de canal pueden tratarse de manera conservadora, pero si el cuadro avanza y empeora, la solución pasa por una intervención quirúrgica, suponiendo que el paciente esté en condiciones de abordarla (recordemos que es un problema que suele producirse a edad avanzada).

Con excepción de la hernia discal aguda compresiva y la estenosis de canal avanzada, el resto de lesiones que hemos repasado pueden ser causa de dolor o no, dependiendo de la actividad inflamatoria de la enfermedad, del individuo, de su estado de ánimo y de la actividad que realice.

Otras causas menos frecuentes de lumbalgia son la espondilitis anquilopoyética (enfermedad reumática con unas imágenes radiológicas y un complejo de histocompatibilidad concreto, HLA B27, positivo), los tumores óseos o hematológicos, los tumores del sistema nervioso o sus cubiertas y las infecciones (estas últimas originando un cuadro muy llamativo). Todas estas enfermedades pueden ser descartadas con la analítica y las pruebas de imagen.

La sacroileítis es una inflamación de una o las dos articulaciones que unen el sacro con la pelvis (a nivel del íleon). Los síntomas son similares a una lumbalgia, pero más baja, generalmente a nivel de glúteos. La principal enfermedad que la produce es la espondilitis anquilopoyética, pero puede estar presente en otras espondiloartropatías seronegativas (enfermedades de la misma "familia" que la espondilitis), como la artritis psoriásica, la artritis asociada a enfermedades inflamatorias intestinales o la enfermedad de Reiter. Otras causas pueden ser algunas enfermedades reumáticas (artritis reumatoide, lupus) o infecciones. En las etapas avanzadas pueden detectarse cambios en las radiografías convencionales. En los primeros episodios o estadios iniciales se requiere la realización de una Resonancia Magnética de las articulaciones sacroiliacas para su diagnóstico. En la actualidad sólo se acepta el diagnóstico de una Espondilitis anquilopoyética si está presente la sacroileítis.

Existen lumbalgias de origen visceral, como los cólicos renales debidos a la presencia de litiasis renal ("piedras en el riñón"). También ciertos tumores renales simularán una lumbalgia. Ciertos problemas vasculares pueden producir lumbalgia, como los aneurismas de aorta abdominal.

Las dorsalgias son dolores en la región torácica de la columna vertebral. También pueden estar originadas por problemática discal o facetaria, pero en esta región aumentan porcentualmente las "otras causas" respecto a la zona lumbar. Problemas tumorales hematológicos o metastásicos óseos, infecciosos (como la tuberculosis vertebral), vasculares (como el aneurisma de aorta torácica) o problemas viscerales benignos y malignos (pulmonares, gástricos, pancreáticos), son mucho más frecuentes que en la región lumbar. Debemos estar por tanto más atentos a esta circunstancia.

7. Me duelen las "piernas"

Las tres causas fundamentales de dolor en las extremidades inferiores son la ciatalgia por pinzamiento de una raíz del nervio ciático a nivel lumbar, la artrosis de cadera (coxartrosis) y la artrosis de rodilla (gonartrosis).

CIÁTICA

La ciática es un cuadro de carácter generalmente agudo o subagudo (semanas o meses de duración), cuyo dolor es de tipo neuropático predominantemente y este recorre la extremidad inferior desde la pelvis hasta el tobillo o el pie, pasando por la cara posterior del muslo. Los lugares más frecuentes para este compromiso neurológico son la salida de las raíces L5 (que emerge entre la cuarta y la quinta vértebras lumbares) y S1 (que emerge entre la quinta vértebra lumbar y el hueso sacro). Otras causas de ciatalgia pueden ser el compromiso del nervio ciático a nivel del isquion, por fibrosis de la inserción del tendón de los músculos isquiotibiales en este, o el llamado síndrome piramidal, en el cual el nervio ciático queda atrapado por este músculo detrás de la cadera.

Ya se ha comentado en el capítulo de columna vertebral la manera de diagnosticar y tratar los problemas díscales. Las causas diferentes de ciatalgia se pueden tratar generalmente de manera conservadora, requiriendo muy pocos casos la liberación quirúrgica del nervio.

COXARTROSIS

La coxartrosis es el punto final de una serie de patologías que afectan a la articulación de la cadera. El dolor de la articulación de la cadera se describe como mecánico y de predominio en la zona inguinal, aunque también puede percibiese en la cara lateral y posterior de la cadera, formando un "arco en C" alrededor de la cadera. Generalmente irradia por la cara anterior del muslo hasta la rodilla, pero ocasionalmente también a la cara posterior del muslo, o incluso al abdomen.

La causa inicial de la artrosis puede estar en un problema congénito (displasia congénita de cadera), del desarrollo (enfermedad de Perthes infantil o epifisiolisis de cadera), inflamatoria (enfermedades reumáticas), traumática (secuelas de fracturas), infecciosa ,o por necrosis ósea (necrosis a vascular de cadera).

En los últimos años se le ha dado mucha importancia al síndrome de choque femoroacetabular (CFA), descrito como un problema de incongruencia entre la cabeza femoral y la cavidad acetabular, que "chocarán" en una posición concreta en flexión y rotación interna de la cadera (p.e. Cuando estamos sentados), produciendo una lesión del *labrum*, que es una especie de prolongación de fibrocartílago (parecido a un menisco la rodilla) del reborde acetabular que abraza la cabeza femoral y progresivamente un daño en el cartílago.

Existen tres modalidades de CFA, el tipo "cam" (joroba en inglés) que consiste en un mayor abultamiento de la parte anterior de la cabeza femoral, el tipo "pincer" (pinza), en el que el reborde óseo acetabular abraza en exceso la cabeza femoral, y el mixto, en el que concurren las dos deformidades.

La artrosis de cadera es susceptible de tratamiento conservador en prácticamente todo su curso evolutivo, salvo en la fase final, cuando los cambios son severos. La artroplastia total de cadera (prótesis) bien indicada es una solución definitiva para el dolor, aunque hay que tener en cuenta que se trata de un elemento mecánico susceptible de sufrir desgaste, y por tanto en pacientes jóvenes seremos conscientes de que puede precisar nuevas cirugías en el futuro.

Algunos cuadros de dolor en la región pélvica pueden estar causados por sacroileítis (inflamación en la articulación que sirve de unión entre el raquis y la pelvis) que causará un dolor similar a la ciática, desde la cara posterior de la cadera hasta la cara posterior del muslo.

La osteopatía de pubis (inflamación de la unión entre los dos huesos pélvicos en la zona del pubis, llamada sínfisis púbica) puede producir dolor a nivel del pubis irradiado a ingle y la cara interna del muslo, en el recorrido de la musculatura aductora del muslo.

Son también frecuentes las tendinitis alrededor de la cadera, y aunque se suelen describir genéticamente con el término "trocanteritis", no todas son causadas por la misma estructura.

Para finalizar con los trastornos de la cadera, comentaremos los cuadros de cadera en resorte, en los que se producen chasquidos y dolor a nivel de la cara externa de la cadera en el resorte externo (por fricción del tensor de la fascia lata con el trocánter mayor) y en la ingle en el resorte interno (por fricción del tendón del psoas con el trocánter menor). Los cuadros de cadera en resorte son sobretodo clínicos, apreciándose sólo en contadas ocasiones inflamación en las partes blandas afectadas cuando hacemos resonancia magnética.

La resonancia magnética es clave en la detección de las fases iniciales de la artrosis, incluido el CFA y para otros cuadros como las lesiones tendinosas y la osteopatía de pubis. Los grados más avanzados de artrosis se diagnostican en radiología convencional.

Es conveniente, siempre estudiamos un dolor pélvico o de cadera, que recordemos la cercanía de las vísceras pélvicas, y así, en ausencia de lesiones musculoesqueléticas, deben estudiarse la presencia de posibles hernias inguinales o crurales, lesiones en los ovarios y el útero en la mujer o patología intestinal como diverticulitis, inflamaciones del apéndice o enfermedades inflamatorias intestinales.

GONARTROSIS

La artrosis de rodilla es muy frecuente. Consiste en la degeneración de uno o más de sus tres compartimentos. El compartimento femoro-tibial media es el más frecuentemente lesionado. La artrosis del compartimento femoro-tibial externo es menos frecuente pero también muy invalidante. Por último está la artrosis femoro-patelar, que suele acompañar a las dos previas.

El sobrepeso, la predisposición genética, la desalineación a nivel de las rodillas en *varo* o *valgo* son, junto con la evolución desfavorable de lesiones traumáticas previas, las causas más frecuentes de la degeneración articular a nivel de la rodilla.

El diagnóstico suele hacerse por radiología convencional y el tratamiento conservador es útil hasta fases de afectación moderada. La artroplastia total de rodilla es el tratamiento definitivo cuando hemos agotado las posibilidades de tratamiento conservador. Tendremos las mismas precauciones respecto a la gente joven que con las artroplastias de cadera.

En la rodilla son frecuentes las lesiones traumáticas de partes blandas, incluyendo lesiones de ligamentos colaterales, meniscos interno y externo, y el ligamento cruzado anterior, éste último famoso gracias al fútbol. El tratamiento conservador o quirúrgico de estas lesiones de debe plantear de manera individual, teniendo en cuenta el tipo de lesión y las necesidades físicas del paciente.

En pacientes jóvenes es muy frecuente encontrar lesiones en el mecanismo extensor de la rodilla, que lo componen el músculo cuádriceps con su tendón, la rótula y el tendón rotuliano. Los tendones pueden sufrir problemas inflamatorios o degenerativos y la rótula es causante en numerosas ocasiones del síndrome femoro-patelar. En el síndrome femoro-patelar se produce una presión excesiva de la superficie articular de la rótula con la superficie articular del fémur, casi siempre causada por no desplazarse la rótula en la zona o carril correcto al flexionarse la rodilla. Este síndrome requiere un fortalecimiento de los grupos musculares adecuados para su solución, teniendo el tratamiento quirúrgico unos resultados aleatorios.

Para la detección de lesiones en la rodilla procederemos a la realización de resonancia magnética si la radiología convencional no nos aporta ningún diagnóstico (por tanto, cuando no hay artrosis).

PIE Y TOBILLO

A nivel del tobillo son frecuentes los problemas inflamatorios o degenerativos del tendón de Aquiles, casi siempre de diagnóstico clínico, aunque precisaremos de RM o eco para concretar el tratamiento a seguir, generalmente conservador.

Es más infrecuente la artrosis a nivel del tobillo, siendo casi siempre secuela de antecedentes traumáticos como fracturas o esguinces graves. Más abajo está la articulación subastragalina, que sí está más frecuentemente afectada en problemas de apoyo del pie en pacientes de edad avanzada.

> *El llamado pie plano del adulto, es un problema degenerativo cuya piedra de toque es la lesión o degeneración de la inserción del tendón tibial posterior en la zona del arco interno del pie, lesionándose así una de las más importantes "cuerdas" de sujeción de ese puente flotante que es el pie, y provocando su "derrumbe". El pie se colapsa hacia la parte interna y este hecho desencadena una serie de problemas degenerativos graves, entre ellos la artrosis subastragalina.*

En la parte posterior del pie es frecuente el dolor con el apoyo debido a la fascitis plantar, que es la inflamación de un "tejido fuerte" que cubre los músculos plantares y que se inserta en la cara plantar del calcáneo (denominado fascia plantar). A veces incluso el exceso de tensión hace que se forme un pico visible en el lugar de su inserción, constituyendo el espolón calcáneo. El diagnóstico es eminentemente clínico y su tratamiento preferentemente conservador.

En el antepié, podemos encontrar dolor por hiperapoyo de la base de los dedos (metatarsalgias) que de manera ocasional puede tener su origen en la compresión de un nervio entre las cabezas metatarsianas (componentes óseos análogos a los "nudillos" de las manos), en un síndrome que conduce a la formación de lo que se conoce como neuroma de Morton (se denomina así al engrosamiento que se produce en el nervio por el roce con estructuras vecinas).

Lo más frecuente ante una metatarsalgia es encontrar alteraciones en la longitud o la inclinación de los huesos del antepié, que producen el dolor por mal apoyo.

Otro problema frecuente en los pies es el hallux valgus o juanete, que consiste en la inclinación lateral del dedo gordo del pie, produciéndose un abultamiento en la cara interna del pie muy característico y que produce un incómodo roce con el zapato. Cuando la desviación es ya excesiva, el dedo gordo "molesta" al dedo que tiene al lado, generando una deformidad en ellos que se denomina dedo en martillo, doloroso también por roce con el zapato.

Plantillas, inyecciones locales de diversos productos o incluso calzado especial suelen mantener a raya estos problemas a nivel del pie, pero los tratamientos quirúrgicos se realizan con frecuencia. De todas maneras, el pie es tan complejo que merece un libro para él sólo.

8. Me duele el cuello

El dolor cervical es unos de los más extendidos en la población general. Además de los pacientes que localizan su dolor claramente a nivel cervical, podríamos incluir en este grupo a los pacientes que sufren cefaleas tensionales y dolor en la parte más alta de la espalda y hombros.

Las lesiones que generalmente podemos detectar en pacientes con cervicalgia son muy similares a las del resto de la columna vertebral. Vuelven a ser fundamentales las estructuras de los segmentos intervertebrales, es decír, el disco y las articulaciones interapofisarias.

Porcentualmente hay un espacio, concretamente el situado entre las vértebras C5 y C6, que es con diferencia el más afectado. Esto se debe a su mayor movilidad. Al igual que en la región lumbar, el disco dañado puede presentar una hernia (en cuyo caso, puede producir además dolor irradiado hacia una o las dos extremidades superiores), o bien una discopatía, produciendo dolor más crónico e insidioso.

La braquialgia secundaria a hernia discal cervical suele caracterizarse por un cuadro mixto de parestesias (hormigueo) y dolor en la parte del brazo (del codo hacia abajo). Suele llegar a los dedos de la mano, y dependiendo cuáles sean los afectados, podremos sospechar el nivel de la lesión.

Las articulaciones posteriores también presentan cambios degenerativos. En muchas ocasiones, los osteofitos ("picos de hueso") que se generan en los platillos vertebrales son los causantes de la irritación de una raíz nerviosa.

Vuelve a ser fundamental en el estudio la Resonancia Magnética. Además de poder estudiar posibles hernias díscales y evaluar el estado de las articulaciones interapofisarias, nos va a enseñar la médula espinal a nivel cervical. Es la afectación de la médula espinal la que nos va a marcar el pronóstico de las lesiones cervicales degenerativas y puede forzar la indicación quirúrgica en algunos casos.

Las hernias discales cervicales son en general de aún mejor pronóstico que las lumbares, resolviéndose el cuadro de compresión neurológica radicular en un altísimo porcentaje de pacientes con tratamiento conservador, claro está, dejando pasar el tiempo necesario.

Generalmente los tratamientos conservadores para las discopatías cervicales pasan por realizar fisioterapia, tracción cervical, medidas posturales en las actividades cotidianas o inyecciones paravertebrales. Es de gran importancia el confort de la región cervical durante el descanso nocturno, siendo recomendables las almohadas cervicales específicas, preferiblemente de material viscoelástico.

Entre los tratamientos quirúrgicos tenemos las artrodesis (fijar dos vértebras para que el segmento pierda su movilidad y también las prótesis díscales, que sustituyen el disco afectado. La dificultad de las técnicas consiste en no darle demasiada tensión a la zona afectada, que repercutiría en una contractura muscular refleja de difícil manejo.

En la región cervical es especialmente frecuente la aparición de contracturas musculares sin lesión subyacente. La explicación es la amplia movilidad del segmento y el papel fundamental de la musculatura en su soporte. Se manifiestan como un dolor generalmente unilateral, con endurecimiento de la región afectada y suele responder bien a tratamiento con antiinflamatorios, relajantes musculares y fisioterapia. Clínicamente se pueden distinguir de problemas más importantes por la ausencia de dolor irradiado a las extremidades superiores.

Otra causa de dolor cervical es la disfunción temporo-mandibular, que refleja problemas en la "mordida" de los pacientes y está desencadenada por inflamación y problemas artrósicos en la articulación temporo-mandibular, que será dolorosa a su palpación. La patología inflamatoria o infecciosa a nivel faríngeo, laríngeo u ótico puede ser causa de cervicalgia.

Las enfermedades reumáticas tienen cierta predilección por la zona cervical. La espondilitis anquilopoyética se manifiesta frecuentemente como cervicalgia. También en la artritis reumatoide también son frecuentes los episodios de dolor inflamatorio cervical.

9. Me duelen los "brazos"

El dolor en las extremidades superiores puede tener su origen a nivel de hombros, codos, muñecas o manos, debido a una lesión en alguna de estas estructuras.   Otra causa frecuente, y que además será la primera que tratemos, es el pinzamiento de una raíz nerviosa a su salida de la columna cervical, por una hernia discal o un proceso degenerativo crónico.

CERVICOBRAQUIALGIA

La cervicobraquialgia por radiculopatía se manifiesta como un dolor longitudinal "en banda" a lo largo de un territorio muy concreto de la extremidad afectada. Es un dolor análogo al de la ciática en las extremidades inferiores. Lo identificaremos fundamentalmente porque es un dolor que se modifica poco en las maniobras exploratorias de hombro, codo y mano, que serían positivas si el origen del dolor estuviera en estas estructuras. Lo podremos reproducir en determinadas posiciones del cuello, sobretodo si ejercemos presión sobre la cabeza, y se atenuará en posturas muy concretas de la extremidad superior, siendo muy característica la de colocar la mano detrás de la cabeza, en la típica postura de descanso en una siesta de verano.

El diagnóstico, nos lo dará la resonancia magnética. La electromiografía es de gran utilidad en estos cuadros de dolor radicular para realizar un diagnóstico diferencial con síndromes canaliculares, frecuentes en la extremidad superior, tanto a nivel del codo como la muñeca.

Recordemos que los síndromes canaliculares se producen cuando un nervio periférico queda atrapado en un paso estrecho entre estructuras musculares, óseas, o ligamentosas. Los más frecuentes son en atrapamiento cubital en la cara interna del codo, que producirá dolor y hormigueo desde la cara interna del codo hasta los últimos dedos de la mano (anular y meñique), además de atrofia de los músculos de la mano, y el síndrome del túnel carpiano, en el que a nivel de la cara palmar de la muñeca se produce una compresión del nervio mediano, con dolor y hormigueos en la cara palmar de los tres primeros dedos de la mano (pulgar, índice y corazón) de predominio nocturno. Otros síndromes se pueden producir por la compresión del nervio radial en la cara externa del codo o del cubital en la muñeca, pero estos y alguno más son muy infrecuentes.

EL HOMBRO

Una región clave para el estudio de lesiones que puedan causar el dolor de extremidad superior es el hombro. La articulación del hombro está rodeada por un conjunto de tendones en forma de manguito que reciben el nombre de "manguito de los rotadores". Estos tendones, junto con la acción de sus músculos correspondientes, ejercen una acción de palancas cortas para los movimientos del hombro. El caso es que pasan por una zona estrecha entre el acromion, la clavícula y el ligamento coracoacromial, pudiendo lesionarse con facilidad. Este roce de estructuras puede producir desde bursitis (inflamación de una membrana protectora de este grupo tendinoso) hasta una rotura tendinosa, pasando por distintos grados de afectación del tendón. El tendón más castigado es casi siempre el supraespinoso. Estas lesiones producen dolor de manera aguda, subaguda, o crónica, y no siempre son bien identificados por el paciente respecto a su origen. Puede producirse dolor a nivel de la cara anterior del hombro, pero también en la cara lateral del brazo (localización de las insignias de los militares), el cuello, el codo o la muñeca. Es decir, puede ser un auténtico simulador de otras lesiones.

El diagnóstico de estas lesiones de hombro se puede hacer por resonancia magnética, o por ecografía, siendo preciso diagnosticar tanto la lesión como la causa que la produce. La radiología convencional a mi me parece también muy útil, pero hablare de ello más adelante, cuando abordemos la tendinopatía calcificante.

El tratamiento de las lesiones en el hombro puede ser en su mayoría conservador, mediante rehabilitación o inyecciones locales de diferentes productos según la naturaleza de la lesión. Si existen roturas tendinosas, según la evolución del dolor y las necesidades del paciente, se puede realizar una reparación quirúrgica. En algunos casos de evolución desfavorable del dolor, aún en ausencia de rotura tendinosa, se opta por ampliar quirúrgicamente ese "paso estrecho" por el que pasa el manguito rotador mediante una intervención que se denomina descompresión subacromial.

Otras causas de dolor en el hombro pueden ser problemas de artrosis, siendo muy frecuente entre la clavícula y el acromion, tendinitis de la porción larga del bíceps o una entidad de causa desconocida como la capsulitis adhesiva. De manera muy infrecuente encontraremos infecciones o tumores.

EL CODO

Pasamos al codo, donde la principal causa del dolor es la epicondilitis. El diagnóstico es fundamentalmente clínico (por la entrevista clínica y la exploración), aunque lo podemos complementar con resonancia magnética o ecografía. Del papel de la radiología convencional en la epicondilitis hablaré más adelante en el capítulo de tendinopatía calcificante. — ¿Qué es la epicondilitis? — Se trata de un dolor en la cara lateral del codo que se desencadenaron algunos movimientos y sobre todo a la presión. La causa es una inflamación o degeneración de la inserción de los tendones pertenecientes a los músculos extensores de la muñeca a nivel de una eminencia ósea del humero denominada epicóndilo.

De tratamiento eminentemente conservador (rehabilitación o inyecciones locales de distintos productos) y de curso insidioso y cierta tendencia a la recidiva y cronicidad, lo cierto es que en la mayor parte de los casos se va como ha llegado, de repente.

Otros problemas tendinosos en el codo son la epitrocleítis (como la epicondilitis pero en el lado contrario, a veces asociada al síndrome de atrapamiento cubital) y la tendinitis del tríceps (en la cara posterior). Ambos problemas suelen tratarse de manera conservadora.

A nivel del codo podemos encontrar artrosis, en muchas ocasiones debida a fracturas antiguas y condromatosis sinovial, una enfermedad en la que la membrana que cubre la cara interna de la articulación sufre una transformación en cartílago duro.

MUÑECA Y MANO

A nivel de la muñeca son muy frecuentes las tendinitis y los gangliones. Existe una lesión, la del fibrocartílago triangular, que es bastante incapacitante, pero en la que a base de tiempo y tratamientos conservadores va desapareciendo el dolor.

> *El fibrocartílago triangular es una especie de "menisco" que existe en la muñeca, en el borde cubital (el borde correspondiente al dedo meñique) y que forma parte de la articulación entre el cúbito y los huesos del carpo.*

Una enfermedad muy infrecuente es la de Kienböck, en la que uno de los huesos articulares de la muñeca sufre una necrosis (una especie de "infarto") y se colapsa produciendo dolor e incapacidad. En ocasiones, es otro pequeño huesecillo articular de la muñeca el que da problemas, el escafoides, este casi siempre por una fractura mal curada.

A nivel de la mano, muchos de los problemas dolorosos los produce la artrosis. La rizartrosis es un tipo frecuente de artrosis que se localiza en la base del pulgar y predomina en mujeres. Produce dolor y dificultad para hacer la pinza con la mano.

Como problemas agudos y generalmente autolimitados, podemos encontrar las tenosinovitis, que son inflamaciones de la membrana que rodean a los tendones en la palma de la mano.

La radiología convencional, la resonancia magnética y la ecografía son útiles en el diagnóstico de problemas en la muñeca y la mano.

Como norma general en la extremidad superior predominan las enfermedades tendinosas y en la extremidad inferior el desgaste articular. Esto se debe a las diferentes características y necesidades de las estructuras. Mientras que la extremidad inferior soporta el peso del cuerpo, favoreciendo el desgaste de las articulaciones, la superior requiere un gran rango de movilidad y realiza movimientos repetitivos, con el consiguiente sufrimiento tendinoso.

10. ¿Y ahora qué? Enfermedades "huidizas"

— ¿Por qué tengo dolor si no tengo "nada"? — de nuevo el paciente me hace la misma pregunta que me estoy haciendo yo. La entrevista clínica y la exploración nos han encaminado a una sospecha diagnóstica que las objetivas pruebas de imagen no nos confirman. Estamos en una encrucijada. ¿Empezar de cero? ¿Seguir adelante con el tratamiento en base a nuestra sospecha diagnóstica?

Empezaremos por revisar las pruebas que tenemos, intentar arañar más información de los cientos de imágenes que nos proporciona la RM por ejemplo. Podemos, previo consenso con el paciente, aunque las exploraciones no fuera patológicas, "buscar más arriba", ya que el dolor generalmente baja, no sube. Exprimiremos nuestros últimos esfuerzos en buscar una lesión.

Este último empuje de sagacidad para encontrar la "lesión" siento decir que suele ser, en la práctica general, baldío. Por ello y por la obsesión por tener un diagnóstico he establecido un segundo tiempo en el estudio de la causa del dolor del paciente. A través de la observación y diversas pinceladas que se pueden encontrar en tratados médicos clásicos y recientes, he podido establecer una serie de causas o desencadenantes del dolor en determinados pacientes, aún sin poder objetivarse una estructura claramente lesionada en su aparato locomotor. Estas pautas también son válidas en pacientes que aún presentando una pequeña lesión, no tiene suficiente peso específico como para originar el cuadro clínico del paciente.

Cuando busco un diagnóstico "oculto" yo siempre pienso en tres enfermedades. En estas enfermedades los hallazgos en las diferentes pruebas complementarias son inconstantes e incluso en ocasiones no están relacionados con la intensidad de los síntomas. Dejo a un lado una vez más los diagnósticos de fibromialgia y dolor psicógeno, y me dispongo a recabar datos y resultados que puedan conducirme a estas otras tres enfermedades que como ya he comentado, resultan "huidizas".

La primera es la polimialgia reumática, de diagnóstico clínico y confirmación analítica, aunque está confirmación a veces no llega por no estar suficientemente alterados los indicadores de inflamación. Es un cuadro que fundamentalmente produce dolor y agotamiento.

La segunda es lo que podemos denominar tendinopatía calcificante. En esta enfermedad se producen calcificaciones en el interior o alrededor de algunos de los tendones más importantes para la función de nuestras extremidades. Produce crisis dolorosas similares a ataques de gota. Las calcificaciones se deberían ver en RX convencionales, pero el hecho de que sigan un ciclo de formación-reabsorción hace que muchas veces no las podamos "pillar" cuando las estamos buscando.

La tercera es la espondilitis anquilopoyética, enfermedad reumática englobada dentro del grupo de espondiloartropatías seronegativas (se denominan seronegativas porque el que las padece tiene el Factor Reumatoide negativo en sangre). Antes de disponer de resonancia magnética para el estudio de las articulaciones sacroiliacas, está enfermedad se diagnosticaba en individuos de 40-50 años tras sufrir un largo historial de dolor, ya que las radiografías no mostraban la causa de su dolor. Ahora el problema está muchas veces, simplemente, en que no se busca su presencia en pacientes jóvenes que van haciendo acopio de episodios de dolor, sin que nadie los agrupe y sospeche esta enfermedad.

Todas estas enfermedades tienen tratamiento o medidas de prevención. Todas causan dolor, y todas pueden diagnosticarse con los medios de los que disponemos los médicos.

11. Polimialgia reumática.

La primera de las "enfermedades huidizas" de la que voy a hablar, queda englobada dentro del grupo de enfermedades reumáticas, pero a diferencia de la mayoría de ellas, no causa artritis, ni problemas oculares o de piel ni mucosas.

El cuadro clínico suele manifestarse en mujeres de más de 50 años, siendo muy infrecuente en hombres. Se trata generalmente de pacientes sin antecedentes previos de dolor musculoesquelético llamativos, y suele tener un inicio agudo (súbito). Tras un cuadro pseudogripal, incluso febril comienza la historia de dolor generalizado y cansancio. A veces la paciente no refiere este inicio brusco, pero esto suele suceder en procesos de más larga evolución, en los que probablemente no se trate del primer brote.

El dolor suele estar localizado en las cinturas escapular y pélvica (hombros y caderas), y se acompaña de debilidad muscular generalizada y "cansancio". Además podremos encontrar otros síntomas, como ánimo depresivo y cefaleas.

> *La cintura escapular se localiza en la región de hombros, clavículas, región cervical baja y escápulas. La cintura pélvica está localizada en la región de los glúteos, caderas, región lumbar baja y parte alta de los muslos.*

La edad de inicio media es de 70 años, con un rango entre los 50 años y más de 80. Como siempre puede haber excepciones y presentarse de manera más precoz, pero es raro. Las mujeres, como ya hemos comentado, están afectadas en un mayor porcentaje que los hombres.

La enfermedad de la que estoy hablando es la polimialgia reumática (PMR). ¿Por qué es difícil de diagnosticar? Bueno, por un lado hay que pensar en ella, y por otro, la confirmación diagnóstica depende del resultado de una analítica cuyos valores pueden oscilar, en presencia de la enfermedad, desde valores normales a valores muy patológicos. Las pruebas a realizar son la velocidad de sedimentación globular (VSG) y la proteína C reactiva. Suelen estar elevadas ambas, aunque la PCR en menor medida.

La exploración no ayuda demasiado al diagnóstico, ya que suele ser normal o apreciarse solamente cierta rigidez articular. Una prueba diagnóstica es el " test de la silla", que se realiza con el paciente sentado en una silla con apoyabrazos. Cuando se le indica al paciente que se levanté de la silla, este tendrá problemas, por pérdida de fuerza y se tendrá que ayudar de los reposa brazos, agarrándolos e impulsándose con las extremidades superiores.

La presencia de cefaleas, nos llevará a descartar arteritis de la temporal, que es un problema inflamatorio que acompaña en numerosas ocasiones a la PMR . Debemos realizar una biopsia del tejido arterial en la región temporal de la cabeza del paciente.

La causa de la PMR permanece desconocida, y su dolor se atribuye a una inflamación de los tejidos musculares y/o los vasos sanguíneos que irrigan los músculos.

El tratamiento de la PMR es muy sencillo y se basa en los corticoides orales. Una pequeña dosis diaria es suficiente para mejorar clínicamente en pocas semanas. Tal es el potente efecto del tratamiento (a veces parece milagroso), que la ausencia de respuesta en el primer mes obliga a replantarse el diagnóstico. El tratamiento suele prolongarse desde meses hasta años, dependiendo de la evolución del paciente, ya que muchos sufren recaídas al intentar retirar el fármaco. En contadas ocasiones es necesario asociar otros fármacos, como el metotrexate, al tratamiento porque los corticoides no consiguen aliviar los síntomas. Los antiinflamatorios convencionales generalmente no consiguen ningún efecto beneficioso en esta patología, aunque hay pacientes que refieren una mejoría parcial con ibuprofeno.

Decía anteriormente que es una enfermedad huidiza, ya que en numerosas ocasiones la analítica es normal. Si la sospecha clínica es fuerte, cabe intentar un tratamiento de prueba durante unas semanas. No encontraremos grandes efectos secundarios ni generaremos problemas de salud, y a cambio podemos encontrar el diagnóstico que tanto buscábamos ante un efecto positivo.

12. Tendinopatía calcificante.

En esa revisión de las pruebas que se le han realizado el paciente, presto una atención minuciosa a las radiografías convencionales. Buscando signos de la existencia de otra enfermedad "huidiza" de las que he hablado. Se trata de una enfermedad con más prevalencia en mujeres, con una edad de inicio precoz, en torno a los 30 años, aunque pueden aparecer síntomas mucho antes.

El cuadro suele iniciarse en una sola extremidad, y progresivamente puede irse extendiendo a las cuatro. Se trata de un dolor oscilante en intensidad, en ocasiones hiperagudo y bien localizado, en forma de brote, y otras veces más sordo y mal localizado. Puede haber etapas de ausencia de dolor, más o menos duraderas. El inicio es insidioso, no claramente definido, y, en muchas ocasiones, no se le presta demasiada atención. A veces la paciente puede referir un antecedente traumático como desencadenante. Seguramente muchos lectores piensan que hablo de la fibromialgia. Yo me refiero a la tendinopatía calcificante.

Cuando existe una sospecha clínica de esta enfermedad, inicialmente reviso las RX convencionales de hombros y caderas en busca de calcificaciones en los tendones o en las bursas periarticulares (son una especie de "almohadillas" o "bolsitas" que protegen a las estructuras del roce con los huesos).

A nivel de los hombros podemos visualizar calcificaciones en las inserciones tendinosas (la unión tendón-hueso se denomina entesis), estas serán generalmente de pequeño tamaño, y las podemos encontrar en la entesis de cualquiera de los tendones que conforman el manguito rotador, justo encima de la cabeza humeral.

El manguito rotador lo componen el tendón subescapular, el supraespinoso, el infraespinoso y el redondo mayor.

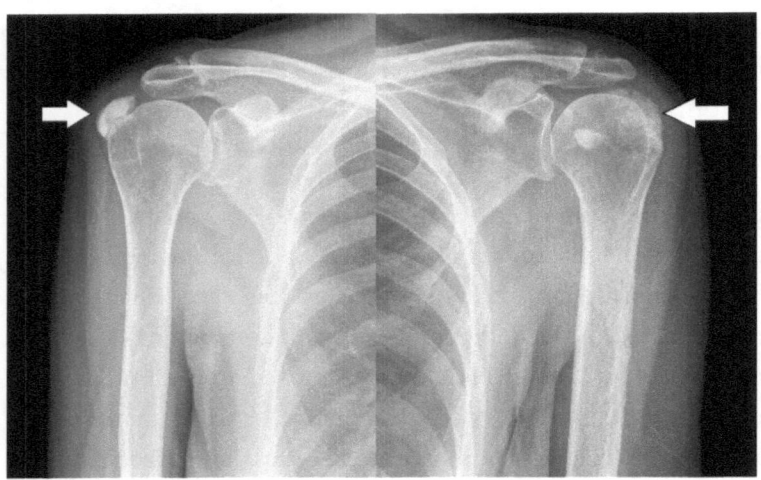

Figura 2. Calcificaciones en ambos hombros en mujer de 60 años.

El tendón que está generalmente afectado es el del supraespinoso. En la radiografía podremos observar desde una lesión claramente definida de la misma densidad que el hueso hasta un aumento de densidad de partes blandas sin llegar a ser claramente de densidad ósea, o incluso micro calcificaciones como un punteado. En el trayecto del tendón también podemos encontrar calcificaciones, sin necesidad de estar localizadas justo en la inserción, aunque son menos frecuentes. Más llamativas son las calcificaciones de la bursa subacromial, que suelen ser de mayor tamaño.

A nivel de caderas busco calcificaciones a nivel del trocánter mayor, tendones de la musculatura abductora, bursa trocantérica o cápsula articular, sobre todo en el borde superior. La cadera está rodeada por potentes músculos que ayudan a la bipedestación y la deambulación, que en su mayoría se insertan en el trocánter mayor, y es ahí donde más fácilmente encontraremos calcificaciones. La fascia lata es una estructura fascial (como una "tela") tensa que une la pelvis y la tibia y pasa lateral al trocánter mayor. Sobre todo en mujeres, ya que tienen la cadera más lateralizada, se produce un roce entre esta fascia y la parte lateral del trocánter, incluso un resorte. La bursa trocantérica busca proteger a la fascia del roce óseo, encontrándose en muchas ocasiones inflamada y afectada por la calcificación. Podemos encontrar calcificaciones en codos, sobre todo en la inserción del tendón de los extensores en el epicóndilo (en la localización de la epicondilitis, de la que hemos hablado anteriormente). También podemos encontrar calcificaciones en los ligamentos que unen las vértebras. Las calcificaciones están compuestas de cristales de calcio en forma de hidroxiapatita. No hay que imaginárselos como una piedra, sino más bien como pasta de dientes más o menos seca.

La exploración sí es orientativa, ya que encontraremos signos de tendinitis en las maniobras exploratorias de los hombros, así como dolor a la presión del epicóndilo del codo. También encontraremos dolor al poner en tensión con

determinadas maniobras los tendones de la cadera y al
presionar sobre el trocánter mayor.

Con todo esto tendremos la enfermedad localizada. La
literatura existente aporta muy pocos datos sobre el origen de
este problema, lo cual llama poderosamente la atención. Se
habla de una reacción patológica del organismo ante la lesión,
de un acumulo patológico de cristales de calcio, pero la
conclusión es que es una enfermedad de origen desconocido.

¿Por qué se trata de una enfermedad huidiza? Muy fácil,
porque las calcificaciones aparecen y desaparecen, cambian de
tamaño y localización. Además muchas de las agudizaciones o
brotes de esta enfermedad coinciden con la reabsorción de
estas calcificaciones, ya que se disuelven liberando
microcristales a la articulación o a la bursa, irritándola y
produciendo una importante reacción inflamatoria. Para
explicárselo a los pacientes me gusta el símil de la "arena en el
ojo". Estamos por tanto ante una enfermedad que cuando
más molesta es a menudo cuando menos se deja ver. Se han
identificado algunos factores de riesgo para la aparición de las
calcificaciones, que en conjunto podrían explicar un 10-20%
de los casos. Desajustes en la glándula tiroides o en las
paratiroides, insuficiencia renal crónica, diálisis, diabetes
mellitus, enfermedades del colágeno (esclerodermia,
dermatomiositis infantil o lupus), enfermedades neurológicas
y alcoholismo encabezan esta lista. Por tanto, es aconsejable
realizar una analítica ante su diagnóstico que al menos estudie
el Calcio, Fósforo, la Función renal, y la TSH (hormona
estimulante del tiroides). Según los resultados pueden ser
necesarias otras pruebas como PTH (hormona paratiroidea) o
vitamina D.

13. El enteque seco

No, no me he equivocado, y tampoco he pasado a hablar de otra enfermedad. Antes de comenzar su lectura, quiero disculparme con el lector porque es probable que el capítulo sea en exceso técnico pero este lenguaje es preciso para entender el fondo de lo que intenta transmitir. El enteque seco es una enfermedad veterinaria, está descrita ya desde el siglo XIX en Sudamérica, pero su origen no ha sido aclarado hasta la segunda mitad del siglo XX.

Es especialmente interesante el artículo del Doctor Gimeno publicado en 2001, en el que explica detalladamente todos los aspectos sobre el enteque seco. La enfermedad se manifestaba como una extraña dolencia que afectaba preferentemente al ganado bovino de la Pampa argentina en las épocas de sequía. Las vacas adelgazaban y se encorvaban, perdiendo progresivamente fuerza. Incluso la capacidad de deambulación de las reses se veía afectada, y les costaba ponerse en pie, apoyándose en sus articulaciones carpianas para hacerlo, en vez de utilizar sus pezuñas. La enfermedad provocaba el fallecimiento de muchos animales y los que sobrevivían eran poco útiles, perdiendo valor económico.

En 1927, los estudios sobre esta enfermedad de Werner Adalbert Collier, aclararon que la enfermedad se trataba de un problema de calcificación generalizada de los tejidos blandos del animal, atribuyendo el origen a la ingestión repetida de una planta, el *Solanum glaucuphyllum* o "duraznillo blanco", pero sus trabajos quedaron en el olvido. En los años 60 se retomó el estudio del enteque seco y el grupo de investigadores liderado por Bernardo J. Carrillo aclararon las bases bioquímicas de la causa de la enfermedad.

El *Solanum glaucophyllum* es rico en calcitriol, metabolito más activo de la vitamina D, además de contener otros metabolitos menos activos. Las reses que ingerían esta planta sufrían un aumento en la absorción de calcio y fósforo a nivel intestinal por la acción del calcitriol. Las elevadas cantidades de calcio y calcitriol en sangre eran la causa del problema. Los análisis de los tejidos blandos de las reses mostraban calcificaciones en las arterias, válvulas cardiacas, articulaciones, pulmones... Se trata de calcificaciones compuestas de cristales de hidroxiapatita. Los altos niveles de calcitriol y calcio exógeno anulan la producción de Calcitriol por parte del animal enfermo, dado que su producción es estimulada por la paratohormona (PTH) cuando los niveles en sangre de calcio son bajos.

El mecanismo de producción de las calcificaciones comienza por un problema en la oxigenación de los tejidos blandos. Nos encontramos entonces, debido a los altos niveles de vitamina D activa, en una situación en la que los tejidos consumen más oxígeno y la sangre tiene menos capacidad de transportar oxígeno a estos tejidos, esta situación se denomina hipoxia tisular.

> *Por un lado el Solanum (por un efecto debido a la intoxicación por calcitriol) induce una anemia por inhibir la mitosis celular en la médula ósea. Además, los eritrocitos (glóbulos rojos) aumentan su concentración intracelular de fósforo (P) a expensas de adenosin trifosfato (ATP) y 2,3-difosfoglicerato (DPG), que regula la*

capacidad de la hemoglobina para captar oxígeno en los glóbulos rojos. La disminución de DPG conlleva hipoxia celular, que produce un aumento de la concentración dé lactato plasmática y de eritropoyetina. La acción del Calcitriol a nivel de las células de los tejidos condiciona un mayor movimiento de iones entre el interior y el exterior de las células, gastando más energía (activa una ATPasa mitocondrial), lo que conlleva un mayor gasto de oxigeno.

El ambiente tóxico que se origina favorece la formación de calcificaciones intramitocondriales y acúmulo de proteoglicanos en la sustancia fundamental intercelular, fibras elásticas y membranas basales del tejido, es decir, rodeando a las células. El exceso de calcio circulante (recordemos que su absorción está aumentada) se deposita en los proteoglicanos formándose cristales de sales de calcio en forma de apatitas.

Los estudios más recientes postulan incluso la formación de una matriz extra celular por la acción del calcitriol. Esta matriz sería similar a la matriz ósea, con expresión de proteínas como la osteopontina, que tiene una capacidad de unión fuerte a la hidroxiapatita, la osteocalcina, la osteonectina o la involucrina. El calcitriol además origina un proceso de diferenciación celular en los tejidos blandos, estimulando la transformación de células contractuales en células de tipo secretorio y estas a su vez en células condroides y osteoides si la acción del calcitriol es prolongada, en un proceso denominado metaplasia conjuntiva que se acompaña de un aumento de células multinucleares. Todos estos mecanismos conducen a la formación de calcificaciones en los tejidos blandos de corazón, grandes arterias, tendones, pulmones y riñones del animal afectado.

La hipercalcemia produce un aumento de la producción de calcitonina por las células C del tiroides y una inhibición de la producción de hormona PTH por las glándulas paratiroides. La calcitonina tiene una acción directa, no demasiado potente, estimulando la integración de calcio en el tejido óseo. La hormona PTH estimula la resorción ósea (proceso por el cual se libera calcio del hueso), y al estar inhibida su secreción, junto con la acción de la calcitonina, se produce un endurecimiento óseo a expensas de una mayor captación de calcio por el hueso.

En resumen, la ingesta de elevadas cantidades de vitamina D en su forma más activa y el consiguiente aumento de calcio y fósforo, propician la aparición de calcificaciones en los tejidos blandos. El origen externo de la vitamina D produce además una pérdida de control del proceso de absorción y eliminación del calcio por el organismo.

Tan solo 12 gramos semanales de hojas de Solanum, alcanzan para reproducir la enfermedad en una vaca de 300 Kg en 4 meses; un vacuno que ingiera 50 hojas por día estará enfermo en 8 a 10 semanas. En el Solanum glaucophyllum la concentración de vitamina D que encontramos equivale a 130.000 (UI Kg/MS (MS: materia seca)). El Solanum glaucophyllum no es la única planta calcinogénica, también está comprobado este efecto por la ingesta de el Cestrum diurnum que podemos encontrar en Cuba y Norteamérica (3.000 UI Kg/MS), en el Stenotraphrum secundatum que podemos encontrar en Jamaica (1.460 UI Kg/MS) y en el Trisetum flavescens o avena dorada, una gramínea que podemos encontrar en Centroeuropa (600 a 800 UI Kg/MS).

Respecto a la analítica sanguínea puede resultar útil la medición de los valores séricos de calcio (Ca) y fósforo (P). Es interesante el cálculo del producto de la calcemia por la fosfatemia (Ca x P) considerando 60 el valor normal del producto. Podemos encontrar este valor combinado aumentado. La elevación de los niveles séricos de Calcitriol no se puede tomar como criterio diagnóstico porque el nivel aumenta y disminuye rápidamente tras su ingesta.

El tratamiento del enteque seco consiste en cambiar el tipo de pasto de las reses afectadas, frenando así la evolución de la enfermedad. Las lesiones ya sufridas no tienen tratamiento, quedando los tejidos dañados.

14. La vitamina D.

La palabra vitamina deriva del latín vita 'vida' y el griego αμμονιακὸς [ammoniakós] 'producto libio', 'amoniaco', con el sufijo latino ina 'sustancia'. Las vitaminas son un grupo heterogéneo de compuestos imprescindibles para la vida. Las vitaminas esenciales en su mayoría no pueden ser sintetizadas (elaboradas) por el organismo y deben ser aportadas a través de la ingesta de determinados alimentos. Su ingesta equilibrada y en dosis esenciales favorece el correcto funcionamiento del organismo. Las provitaminas son sustancias que, tras alguna transformación en el organismo, dan lugar a las vitaminas definitiva que son las verdaderamente activas.

La vitamina D es una vitamina esencial, que tiene funciones importantes en el organismo, como estimular la absorción de calcio a nivel intestinal con el consiguiente refuerzo óseo, el control del crecimiento y diferenciación celular, la regulación del estímulo neuromuscular, la inmunomodulación y una actividad antiinflamatoria. Su deficiencia puede llevar al raquitismo en la edad infantil, una enfermedad en la que no se produce un adecuado desarrollo óseo. La deficiencia de vitamina D en el adulto puede producir una inmunodeficiencia (debilitamiento del sistema inmunológico), aumento del riesgo de cáncer, fragilidad del cabello, osteomalacia (defecto en la calcificación de los huesos), y debilidad muscular.

La vitamina D3 (colecalciferol), la provitamina que dará lugar a los metabolitos activos tras sucesivas modificaciones, puede tener un origen exógeno (a través de alimentos en la dieta) o endógeno (se forma en la piel por la acción de la luz solar sobre determinados productos derivados del colesterol). La provitamina D2 (ergocalciferol), menos importante, no precisa de la luz solar para su formación a partir del colesterol. La producción de provitamina D3 a nivel de la piel está auto regulada, convirtiéndose el exceso en metabolitos inactivos. El contenido de vitamina D2 y D3 en los alimentos se expresa en unidades internacionales (UI).

El aporte exógeno de provitaminas proviene de algunos alimentos que contienen D2 y D3 ya formadas, como los hongos, algunas algas y los alimentos enriquecidos, como la leche, derivados lácteos, cereales enriquecidos, pescados azules o grasos y huevos.
Equivalencias de interés:
• 1 mcg de vitamina D3 equivale a 40 UI
• 1 mcg de vitamina D2 equivale a 60 UI

A efectos prácticos, me voy a referir genéricamente a ambos tipos de provitaminas como vitamina D3. Esta vitamina D3 o no es biológicamente activa (es una provitamina) por lo tanto debe ser sometida a dos hidroxilaciones: la primera en el hígado formando 25-hidroxicolecalciferol (calcidiol) y la segunda en el riñón formando 1,25-dihidroxicolecalciferol también llamada calcitriol (forma más activa de la vitamina D).

La última hidroxilación, responsable de la formación de calcitriol, que ocurre a nivel renal, es dependiente del nivel de calcio plasmático. Cuando disminuyen los niveles de calcio en sangre, aumenta la producción de hormona PTH en las paratiroides y esta hormona estimula la segunda hidroxilación de vitamina D, comenzando se a producir en el riñón el metabolito más activo de la vitamina, el calcitriol. El calcitriol activará los receptores llamados VDR para realizar sus funciones a nivel de las diferentes células del organismo.

El calcitriol aumenta la absorción de calcio y fósforo a nivel intestinal, aumenta la reabsorción renal de calcio (impidiendo que se elimine por la orina), inhibe la producción de hormona PTH en las paratiroides (y por un mecanismo de retro-alimentación inhibe secundariamente la hidroxilación renal con lo que se dejará de producir más calcitriol), y por diversos mecanismos aumenta la fijación de calcio en los huesos (estimulando la producción de calcitonina e inhibiendo la acción de los osteoclastos). También son conocidos otros efectos sobre la inmunidad y la diferenciación celular.

El calcidiol (producto de la primera hidroxilación de la vitamina D3) es la forma de almacenamiento de vitamina D en el cuerpo. Su producción no está regulada, es decir, si hay sustrato de vitamina D3, esta será transformada en calcidiol en el hígado, sin control. El calcidiol es un agonista débil del Calcitriol, tiene capacidad de unión a los receptores VDR y es capaz de activarlos, aunque con una eficacia unas 200 veces inferior a la del calcitriol. Sin embargo, es importante recordar que la concentración de calcidiol en sangre es 1.000 veces superior a la de calcitriol. Es aquí donde llegamos al concepto de intoxicación por vitamina D. Si el único metabolito activo de la vitamina fuera el Calcitriol, estaríamos seguros, ya que sólo a través de una bajada de los niveles en sangre del calcio, se estimularía su formación. La realidad es que existe una síntesis incontrolada de un metabolito en el hígado, el calcidiol, cuyos niveles en sangre dependerán directamente de la cantidad de provitamina D3 que hayamos ingerido o sintetizado en nuestra piel. Además la vida media del Calcidiol es de 15-18 días, muy superior a la del Calcitriol.

> *Según algunas fuentes, la producción endógena con la exposición completa del cuerpo a la luz del sol es el µg aproximadamente 250 (10.000 IU) por día. Un consumo Excesivo vitamina D de alimentos o suplementos puede conducir a unos niveles tóxicos de vitamina D. La vitamina D no puede alcanzar niveles tóxicos si se forma de manera natural con la exposición solar. Se ha sugerido que la ingesta de 250 microgramos/día (10.000 IU) de vitamina D3 en adultos sanos fueran adoptados como el límite superior tolerable para evitar una intoxicación. Según la referencia de ingesta dietética de los Estados Unidos, se recomienda un máximo tolerable para niños y adultos de 50 µg/día (2000 UI/día).*

La intoxicación por vitamina D puede detectarse por un nivel elevado de calcio en sangre, tensión arterial alta, síntomas gastrointestinales (anorexia, náusea, y vómitos), poliuria (producción excesiva de orina), la polidipsia (aumento de la sed), la debilidad muscular, nerviosismo, el prurito (picor), y eventual la insuficiencia renal (incluyendo niveles elevados de proteína en orina), o aumento del riesgo de enfermedad cardíaca isquémica. Además, ya conocemos que se produce un depósito de calcio en los tejidos blandos: riñones, corazón, pulmones y tejido vascular. La toxicidad de la vitamina D es tratada interrumpiendo la suplementación de la vitamina D, y restringiendo la admisión del calcio. En algunos casos los daños pueden ser ya incorregibles.

En un estudio epidemiológico realizado en Estados Unidos (Michal L. Melamed ER al, 2008) sobre datos del "Third National Health and Examination Survey (NHANES III) Linked Mortality Files", en el que se midieron los niveles de cacidiol de los participantes entre 1988-1994 y se siguió a los pacientes hasta el año 2000, tomando la referencia de mujeres con función renal normal y con niveles normales de calcitriol, se concluyó que la asociación entre mortalidad por todas las causas y por niveles de vitamina D es una curva en U, con una disminución progresiva e importante en las tasas de mortalidad con aumentos de los niveles séricos de Calcidiol (25(OH)D), desde valores de insuficiencia grave hasta valores de 30-40 ng/ml. Sorprendentemente, esa mejora en la supervivencia comienza a revertirse para niveles de 25(OH)D superiores a 50 ng/ml, aun dentro del rango normal. Las concentraciones superiores a 50 ng/ml de calcidiol producían un riesgo aumentado de mortalidad en los sujetos estudiados.

Los niveles en sangre de Calcidiol se interpretan de la siguiente manera:
- *Por encima de 150 ng/ml es tóxica*
- *30-60 ng/ml es óptima*
- *20-29 ng/ml es suficiente*
- *9-19 ng/ml es insuficiente*

A continuación vamos a repasar aquellos alimentos ricos en vitamina D3 y sus concentraciones. Recordemos que los alimentos contienen provitaminas. La vitamina D3 se encuentra naturalmente en los aceites de pescado, el los pescados grasos y en menor medida en el hígado de vaca, queso, yema de huevo y ciertas setas. Además, la vitamina D3 está contenida en muchos alimentos suplementados, como la leche y el zumo de naranja. El aceite de hígado de bacalao ha sido un suplemento popular durante muchos años contiene naturalmente altos niveles de vitamina D3.

Existen varios tipos de pescados ricos en vitamina D3, como los arenques, el salmón, la caballa, las sardinas en aceite y el atún enlatado. La ingesta de pescados pequeños como el arenque, proporciona además mucho calcio. El pescado crudo contiene más vitamina D3 que los cocidos y esta se verá incrementada en los cortes grasos. Las ostras y el caviar también contienen mucha vitamina D3. No sólo en el pescado encontraremos vitamina D3, los embutidos y los huevos proporcionan una buena cantidad. Las setas son uno de los alimentos vegetales con más cantidad de vitamina D3.

Los productos lácteos como la leche, yogures y quesos son enriquecidos generalmente añadiendo vitamina D3 de manera artificial, siendo además ricos en calcio. Otros alimentos ricos en calcio y vitamina D3, pero estos de manera natural, son las hierbas aromáticas, semillas de sésamo y lino, el tofu, las almendras, las nueces y algunos vegetales de hoja verde. La ingesta de estos alimentos acompañados de grasas favorecerá su absorción, ya que la vitamina D3 es soluble en grasa. Aparte de los lácteos existen otros alimentos que habitualmente son enriquecidos de manera artificial con vitamina D, como Los cereales de desayuno, productos de soja (queso de soja, leche de soja) o el tofu.

El IOM (Institute of Medicine) establece en el año 2011 los siguientes valores para la CDR (cantidad diaria recomendada de vitamina D):
- *400 UI/ día para menores de 1 año*
- *600 UI/ día para edades comprendidas entre 1 y 70 años, incluidos embarazo y lactancia*
- *800 UI/ día para adultos mayores de 70 años*
El límite tolerable de vitamina D establecido por el IOM es de 4.000 UI/ día; algo menor para niños menores de 9 años.

A efectos prácticos, hay que tener en cuenta que la información nutricional que podemos ver en la etiqueta de los alimentos envasados está redactada según la legislación vigente a nivel de la Unión Europea que establece que la CDR de vitamina D son 200 UI.

Las conclusiones que sacamos de todo esto son que la exposición solar y una dieta equilibrada proporcionan niveles adecuados de vitamina D a la mayor parte de la población, que el exceso de esta vitamina puede ser difícil de detectar o interpretar y que es tan malo el defecto como el exceso.

Respecto al dolor, y atendiendo a la posible degeneración de estructuras articulares y periarticulares basando nos en modelos experimentales ya confirmados científicamente en animales, deberemos ser cuidadosos con la ingesta de vitamina D y calcio. El riesgo se extiende además a problemas más graves como los cardiovasculares.

Alimento	Contenido vitaminaD (UI)
Leche de vaca	3-40/litro
Leche (formulas infantiles reforzadas)	400/litro
Zumo naranja/leche soja o arroz reforzados	400/litro
Mantequilla	35/100 gramos
Margarina reforzada	60/cucharada
Yogur (normal o descremado)	89/100 gramos
Queso cheddar	12/100 gramos
Queso parmesano	28/100 gramos
Queso suizo	44/100 gramos
Cereales reforzados	40/ración
Tofu reforzado	120 (1/5 bloque)
Hongo shiitake fresco	100/100 gramos
Hongo shiitake desecado	1660/100 gramos
Yema de huevo	20-25/yema
Gambas	152/100 gramos
Hígado de ternera	15-50/100 gramos

Lata atún/sardinas/caballa/salmón en aceite	224-332/100 gramos
Salmón/caballa cocinados	345-360/100 gramos
Caballa cruda	360/100 gramos
Arenque crudo	1628/100 gramos
Arenque ahumado	120/100 gramos
Arenque escabeche	680/100 gramos
Bacalao crudo	44/100 gramos
Aceite de hígado de bacalao	175/gramo; 1360 UI/cucharadita

Tabla 1. Contenido en vitamina D de los Alimentos. Adaptado de http://www.nal.usda.gov

15. El calcio

El calcio es uno de los elementos más abundantes en el cuerpo humano. En el adulto supone aproximadamente 1 kg del peso corporal. El 99% del calcio se almacena en los huesos, pero el 1% circulante participa en procesos muy importantes en el funcionamiento del organismo (para un buen funcionamiento del corazón, músculos, sistema nervioso y coagulación de la sangre).

> *Una dieta normal proporciona unos 1000 mg de Calcio, de los cuales se absorbe a nivel intestinal (duodeno y yeyuno) aproximadamente un 30%. A las pérdidas estimadas por las heces (600-800) tenemos que sumar las que se producen por las secreciones intestinales, que pueden suponer 125-200 mg. Así tenemos una absorción neta de unos 175 a 200 mg de Ca diarios. A nivel renal se produce un circuito de filtrado de Calcio y posterior reabsorción por el cual se filtran a la orina unos 10000 mg de Calcio y se reabsorben posteriormente en el túbulo distal entre 9700 y 9900, eliminando se así en la orina 100-300. El calcio circulante en sangre tiene asimismo un intercambio a nivel óseo, Integrándose a la matriz ósea 500 mg diarios y liberándose a sangre 500 mg. Todos estos movimientos consiguen finalmente un balance equilibrado de calcio, un balance en torno a "0".*

La absorción intestinal de calcio es en parte por difusión pasiva (escasa cantidad), pero en su mayor parte es un proceso mediado por la vitamina D. El proceso de absorción puede estar dificultado por la acción de un exceso de hormona tiroidea o de glucocorticoides, que disminuyen la capacidad de respuesta de la mucosa intestinal ante la vitamina D, lo que también sucede en enfermedades que causen mal absorción. Los alimentos ricos en fibra, por su alto contenido en fitatos (cáscara de los cereales) y oxalatos (espinacas, acelga, remolacha, cacao) también disminuyen la absorción de Ca, ya que se fijan a él. La absorción del calcio de los alimentos está aumentada en presencia de nutrientes como la lactosa, ciertos aminoácidos (unidad básica de la proteína) y la vitamina C.

Un exceso de proteína disminuye la absorción de calcio e incrementa la eliminación de calcio por la orina. Un exceso de sodio (presente en la sal) en los alimentos también aumenta la eliminación de calcio por la orina. El exceso de cafeína junto también aumenta la eliminación de calcio. Las bebidas alcohólicas aumentan la eliminación de calcio. El tabaco aumenta la eliminación de calcio por la orina e interfiere en su absorción. Algunos medicamentos (como la furosemida, un diurético) también aumentan la eliminación de calcio por la orina al impedir su reabsorción. Los pacientes en diálisis sufren perdida de calcio durante el proceso.

Un exceso de fósforo provoca una disminución del calcio sérico (calcio en sangre), dado que sus concentraciones se encuentran en equilibrio con un producto casi constante. Esta caída de la cantidad de calcio sérico que provocará que se estimule la formación de PTH y se produzca la consiguiente pérdida de calcio en hueso. Se recomienda que la relación entre calcio y fósforo sea igual o superior a 1 en los alimentos que ingerimos. Podemos encontrar grandes cantidades de fósforo en el pescado azul, marisco, frutos secos, cereales integrales, legumbres, quesos y carne. Los refrescos de cola también son ricos en fósforo (ácido fosfórico).

La absorción de fósforo está estimulada por la acción de la vitamina D, Pero no está tan regulada, siendo proporcional a su ingesta, y esto nos obliga a ser cuidadosos si queremos mantener unos niveles de calcio estables.

> *Hay que recordar de todas maneras que el fósforo es fundamental para diversos mecanismos vitales para el organismo, como el almacenamiento y transporte de energía (adenosin trifosfato o ATP), el transporte de oxígeno por los glóbulos rojos o la actividad neutro muscular. Además forma parte de la matriz mineral del hueso junto con el calcio, formando los cristales de hidroxiapatita, siendo el hueso el almacén del 85% de los 600 mg del fósforo corporal.*

Cuando precisamos disminuir el calcio sérico con fármacos podemos recurrir al hidróxido de aluminio, que disminuirá su absorción intestinal, o a los glucocorticoides y los bifosfonatos, que disminuirán su nivel en sangre.

Las necesidades de calcio en la dieta varían a lo largo de la vida siendo en lactancia de 400 mg diarios, en niños de 1 a 5 años 800 mg diarios, de 6-10 años de 1200 mg diarios, de 11 a 24 años 1200 a 1500 mg diarios, de 25 a 50 años 1000 mg y mayores de 50 años 1500 mg diarios. La lactancia y embarazo aumentan las necesidades de calcio, recomendándose una ingesta diaria de 1200 a 1500 mg.

Los alimentos ricos en calcio son los lácteos y algunos pescados. En la dieta de la población general el 80% del calcio procede de los lácteos. En la siguiente tabla se expresan algunos de sus valores.

Alimentos	mg de calcio/ración
Leche entera, semi, desnatada (con o sin vitamina D)	250 mg/vaso de 200 ml
Leche suplementada con calcio	320 mg/ vaso de 200 ml
Yogur normal, desnatado, bio	225 mg/ envase de 125 mg
Yogur enriquecido con calcio	250 mg/ envase de 125 mg
"Petit suisse"	60 mg /envase de 50 gramos
Flan, natillas, arroz con leche...	120 mg/ envase de 125 mg
Queso manchego semi/bola	400 mg/50 gramos
Queso blanco de Burgos	150 mg/50 gramos
Requesón	50 mg/50 gramos
Queso cremoso (Brie, Camembert)	200 mg/50 gramos
Queso Emmental, Parmesano, Gruyére, manchego curado	550 mg/50 gramos
Queso barra sándwich	125 mg/50 gramos
Pan blanco o integral	30 mg/30 gramos
Bolleria (2 magdalenas, 4 galletas, 1 croissant)	120 mg/ ración
Naranja	50 mg/200 gramos
Garbanzos, alubias	75 mg/ 1 plato
Acelgas	250 mg/ 1 plato
Espinacas	150 mg/ 1 plato
Lechuga	40 mg/ 1 plato
Judias verdes	140 mg/ 1 plato
Col, repollo	75 mg/ 1 plato
Sardinas, boquerones frescos	100 mg/ 1 plato 200 gramos
Sardinas conserva	200 mg/ lata
Calamares, langostinos, gambas	100 mg/ 1 plato 150 gramos
Pulpo	170 mg/1 plato 150 gramos
Merluza, rape,,,	50 mg/ 1 plato 150 gramos
Almejas, mejillones, percebes	40 mg/ 1 plato 150 gramos
Carne (bistec, muslo pollo...)	30 mg/ plato
Frutos secos	50 mg/ puñado
Aceitunas	50 mg/ platito
Huevo	30 mg/ unidad

Tabla 2. Contenido en calcio de alimentos habituales por ración.

En conclusión, parece que el nivel de calcio en sangre tiene unos mecanismos de autorregulación eficientes. Tenemos que evitar cambios bruscos en el nivel de calcio en los pacientes con tendinopatía calcificante, al igual que lo hacemos con el nivel de ácido úrico en los pacientes afectados por la gota. Los problemas con el nivel de ingesta pueden surgir ante determinadas conductas dietéticas. Prestaremos atención a los alimentos con altos niveles de calcio teniendo en cuenta las necesidades para nuestra edad. Evitaremos un exceso en el consumo de alimentos ricos en fósforo o proteínas, que producirán cambios bruscos o movimiento del calcio procedente del "stock" óseo a la sangre. Determinados hábitos tóxicos como fumar o la ingesta habitual de alcohol, también pueden producir cambios bruscos en el nivel de calcio, y por tanto son desaconsejables en pacientes con tendinopatía calcificante.

16. Tratamiento y prevención de la tendinopatía calcificante

Sirva toda la información científica que ha leído en los anteriores capítulos sobre fisiología humana para llegar a este punto. ¿Puede usted deshacerse de todas esas molestas calcificaciones de alguna manera? ¿Cuál es la causa para que se hayan formado? ¿Puedo prevenir la aparición de nuevas calcificaciones? En estos aspectos la ciencia y la evidencia científica están un poco estancadas, pero vamos a hacer un intento para poner freno a esta enfermedad utilizando la lógica, apoyándonos en la experiencia clínica propia y de otros colegas médicos.

TRATAR EL DOLOR

Primer punto, tratar el dolor. Los tratamientos con antiinflamatorios orales se han mostrado eficaces para controlar las crisis dolorosas, pero no han demostrado modificar el curso de la enfermedad. Lo mismo podemos decir de los corticoides orales, con una efectividad tremenda en el control del dolor, pero con alta tasa de recidiva en pocos meses Las infiltraciones locales con corticoides han demostrado un efecto más duradero que los tratamientos orales.

ELIMINAR LAS CALCIFICACIONES

Segundo punto, eliminar las calcificaciones. Existen diversos tratamientos que se han mostrado efectivos. Las ondas de choque son un tratamiento físico no invasivo, que consiste en la aplicación de ondas acústicas de muy alta energía sobre los tejidos dañados. Las ondas de choque tienen un efecto analgésico-antiinflamatorio, produciendo un aumento temporal de la vascularización, una activación de la angiogénesis e incluso una fragmentación de los depósitos cálcicos.

La realización de lavados con suero fisiológico es un procedimiento mini-invasivo, que consiste en la inyección de suero en la calcificación, su fragmentación con la aguja y la posterior aspiración de la calcificación disuelta en el suero fisiológico. Se realiza bajo control de imagen (generalmente rayos X) y sedación del paciente y puede complementarse con la inyección de sustancias analgésicas. Está más indicado en calcificaciones grandes.

PREVENCIÓN DE RECAÍDAS

El tercer punto es el más complejo, y consiste en la prevención de recaídas y evitar el avance de la enfermedad. Como ya hemos visto, el calcio y la acción que produce la vitamina D en su metabolismo y sobre determinados tejidos se ha postulado como causa de calcificación de tejidos blandos.

Las enfermedades por depósito de cristales, como la gota, basan su tratamiento en mantener bajos los niveles del sustrato que produce los cristales y en evitar elevaciones y bajadas bruscas de esos niveles. La gota en concreto tiene la ventaja de ser causada por un producto sin importantes funciones biológicas, como el ácido úrico, de manera que mantener sus niveles lo más bajos posible no nos causará problema. El calcio sin embargo tiene importante funciones, una baja ingesta prolongada provocara un empobrecimiento en la calcificación ósea, debido al control estricto de sus niveles por los mecanismos que hemos explicado. Se trataría entonces de mantener unas dosis estables ajustadas a las necesidades del paciente, sobretodo evitando subidas y caídas bruscas.

Una vez descartadas enfermedades que predispongan a la tendinitis calcificante, puesto que en presencia de ellas el primer paso sería tratarlas. Hay que hacer una revisión de los tratamientos que toma el paciente para establecer posibles causas de alteración en el metabolismo del calcio, especialmente los fármacos destinados al tratamiento de la osteoporosis, pero también otros, como los diuréticos. Así algunos fármacos diuréticos como las tiazidas aumentarán los niveles séricos de calcio, y otros diuréticos como los de asa (furosemida) los disminuirán. Los suplementos de calcio o calcio y vitamina D llamarán especialmente nuestra atención, así como otros tratamientos destinados a tratar la osteoporosis (los bifosfonatos utilizados en la osteoporosis disminuyen el calcio en sangre, al aumentar su fijación al hueso). Indagaremos en la dieta del paciente para establecer que patrones de ingesta tiene y qué preferencias alimenticias, cuantificando el calcio y la vitamina D3 que ingiere diariamente. El nivel de ejercicio, los hábitos tóxicos y el tiempo de exposición solar diario serán valorados.

El objetivo será por tanto evitar picos de absorción de calcio y picos de síntesis de calcitriol, además de clarificar las cantidades diarias de vitamina D y calcio que precisa el paciente, evitando excesos y acumulación de los mismos. Por sus características, dado que presentan en su composición altos niveles de calcio y vitamina D y su absorción intestinal es rápida, enfocaremos de cerca a los lácteos. Producen picos en los niveles de calcio y vitamina D perjudiciales para nuestros intereses de estabilización de los niveles. Ya hemos comentado que en una persona corriente el 80% del calcio que ingiere procede de los lácteos. Estableceremos una preferencia por el calcio procedente de otras fuentes, de más lenta absorción. En el capítulo correspondiente al calcio hemos enumerado los más importantes.

> *Un vaso de leche no enriquecida contiene unos 250 mg de calcio, y uno de leche enriquecida unos 320 mg. Si además está enriquecida con vitamina D, tendremos 50 UI en ese vaso de leche. Si añadimos a ese desayuno unos cereales y un yogur, estaremos llegando casi al 80% de la CDR de Calcio, además con una entrada rápida en el cuerpo, como es característico en el calcio que procede de lácteos.*

Es aconsejable evitar también los productos que produzcan caídas en la calcemia, como el exceso de proteínas, los alimentos ricos en fósforo, el alcohol el tabaco y la cafeína. Las proteínas ingeridas en exceso, producen una acidificación del medio interno, lo que se corrige mediante una fijación del calcio a ellas y posteriormente ambos productos se eliminarán conjuntamente por la orina. El exceso de sodio incrementa las pérdidas renales de calcio, por lo que evitáremos salar en exceso los alimentos o consumir demasiados alimentos en salmuera. El fósforo está contenido en muchos alimentos y aditivos alimentarios y produce un descenso del calcio en sangre. Debemos evitar caídas bruscas del nivel del calcio, porque desencadenaran una elevación de PTH, produciendo aumento de la resorción ósea de calcio (liberación de calcio desde el hueso a la sangre) y un pico en la síntesis de calcitriol, lo que hará que volvamos rápidamente a niveles altos de calcio y vitamina D activa circulante.

Hay que detectar los alimentos enriquecidos con vitamina D, para que su dosis no sea excesiva, teniendo en cuenta que la capacidad de síntesis diaria de vitamina D3 en una persona sana que se exponga a luz solar es de 250 UI. Ya hemos visto en los capítulos del enteque seco y la vitamina D los efectos de los niveles tóxicos de los metabolitos activos de la vitamina D en los seres vivos.

La medicina homeopática, desde el punto de vista de la fitoterapia, ha establecido la efectividad de dosis homeopáticas de *Solanum malacoxylom* en el tratamiento de la tendinopatía calcificante, tanto para el tratamiento del dolor, como para la prevención de recaídas. Recordemos que la homeopatía basa muchos de sus tratamientos en curar las enfermedades con dosis muy diluidas de las sustancias que las producen

17. Espondilitis anquilopoyética.

La espondilitis anquilopoyética (EA) es la enfermedad que encabeza el grupo de las espondiloartropatías seronegativas. La incluyo dentro de las enfermedades "huidizas" por la dificultad para su detección en los pacientes más jóvenes, para los que pueden pasar años hasta que su enfermedad es diagnosticada.

Se trata de una enfermedad reumática, autoinmune, en la que las estructuras afectadas son las inserciones tendinosas y ligamentosas en los huesos. También se puede producir problemática articular. Las regiones más afectadas son la columna lumbar, las articulaciones sacroiliacas, la columna cervical y las caderas. El dolor característico de esta enfermedad se denomina de tipo inflamatorio. Es un dolor que se agudiza en reposo, por la once y por la mañana al levantarse, y disminuye con la actividad física, al "calentar" las estructuras afectadas.

CUADRO CLÍNICO

El cuadro típico es el de un paciente joven que sufre episodios de mayor o menor duración de lumbalgia de tipo inflamatorio. Es más frecuente en varones. Junto con los episodios de lumbalgia, o independientemente de ellos, pueden aparecer cuadros de entesitis (dolor en la inserción de tendones), como fascitis plantar, tendinitis del Aquiles, epicondilitis o tendinitis del supraespinoso. Muchos pacientes presentan cuadros agudos de dolor torácico en las diferentes articulaciones de las costillas o el esternón. Las cervicalgias son también muy habituales. La sacroileítis es la inflamación de la articulación entre el sacro y el hueso íleon en la pelvis, u produce característicamente un dolor de la región glútea. La articulación móvil más frecuentemente afectada es la cadera, y después la rodilla.

Las otras enfermedades del grupo de las espondiloartropatías seronegativas son la artritis psoriásica, la artritis reactiva (o enfermedad de Reiter) y las artritis asociadas a enfermedad inflamatoria intestinal (colitis ulcerosa y enfermedad de Crohn).

En los pacientes con espondilitis anquilopoyética es muy frecuente la positividad de un antígeno de histocompatibilidad en sangre, el HLA-B27, que está presente en el 90% de los pacientes. Este hecho indica una predisposición genética, pero del la población general que tiene el HLA-B27 positivo sólo 1 de cada 7 personas desarrollará la enfermedad, entrando en juego algún factor desencadenante. El resto de espondiloartropatías seronegativas están relacionadas en también en algunos pacientes con el HLA-B27, aunque con menos fuerza, siendo menor el porcentaje de los enfermos que lo tienen positivo.

En un paciente con lumbalgia de tipo inflamatorio, episodios de entesitis y HLA-B27 positivo la sospecha es muy alta. La confirmación diagnóstica definitiva de la enfermedad (y según los criterios actuales diagnósticos, indispensable) se realiza mediante el estudio de las articulaciones sacroiliacas. Si no hay sacroileítis en mayor o menor grado, no podemos hacer el diagnóstico de espondilitis anquilopoyética. En los casos avanzados, podemos detectarla por alteración de las líneas articulares en la radiología convencional. En los primeros episodios se hace indispensable la realización de RM. La resonancia puede detectar inflamación ósea (edema) en las articulaciones sacroiliacas, que es indicativa de sacroileítis. Normalmente los cambios inflamatorios siempre son más visibles en íleon que en el sacro. En los pacientes de edad avanzada muchas veces vemos la articulación "fusionada".

Es característica la progresiva calcificación de los ligamentos entre las articulaciones de las vértebras, formándose lo que se denomina sindesmofitos, visibles en radiología convencional. Estas calcificaciones se producen a lo largo de toda la columna vertebral, lo que produce una pérdida de elasticidad y movilidad de la misma. En los estadios avanzados es frecuente perder observar en las radiografías el denominado "signo de la caña de bambú", con prácticamente todos los cuerpos vertebrales fusionados entre sí.

> *La deformidad resultante en la EA se denomina en "Z", se acentúa la cifosis torácica (encorvamiento hacia adelante), se rectifica la lordosis lumbar (la curva hacia adelante en la zona lumbar se pierde), y se produce una hiperlordosis cervical cuando el paciente intenta mirar al frente. Esta deformidad se complementa con una ligera flexión de caderas y rodillas para poder mantenerse en pie y no caer hacia adelante.*

Existen otros síntomas no articulares acompañantes, aunque de presentación inconstante. Estos incluyen inflamación ocular (iritis o uveítis, que cursan con enrojecimiento ocular), alteraciones gastrointestinales y lesiones cutáneas (psoriasis, problemas en las uñas).

CAUSA DE LA ENFERMEDAD

La causa de la espondilitis anquilopoyética permanece desconocida, pero se han apuntado varias teorías. Una enfermedad del mismo grupo, la artritis reactiva (enfermedad de Reiter), se desencadena en pacientes que se suponen predispuestos tras una infección bacteriana genitourinaria o gastrointestinal. El agente causante de la infección urinaria es generalmente la *Chlamydia trachomatis*. La infección gastrointestinal está generalmente causada por bacterias de las especies *Salmonella*, *Shigella* y *Yersinia*.

En 1978, el Doctor Alan Ebringer publicó su trabajo relacionando la actividad de la espondilitis anquilosante con la presencia en los intestinos de los pacientes afectados de un número aumentado de bacterias del tipo *Klebsiella pneumoniae*. Demostró una afinidad del complejo HLA-B27 por la cápsula de esta bacteria. El trabajo afirmaba una reactividad "cruzada" entre la bacteria y las estructuras articulares afectadas. Al igual que en las artritis reactivas, un sistema inmune activado por la presencia de una bacteria, reaccionaría equivocadamente atacando a estructuras del propio cuerpo, en concreto al tejido conjuntivo. Las teorías del Doctor Ebringer no han podido ser confirmadas, siendo muchos los detractores, pero aún ahora existe un gran número de pacientes que siguiendo las doctrinas de Ebringer siguen una dieta específica para erradicar en la medida de lo posible la presencia de la *Klebsiella* en sus intestinos. La dieta que Ebringer utilizaba para sus pacientes con espondilitis en el Middlesex Hospital de Londres, se denomina en su honor "Dieta de Londres".

TRATAMIENTO

La espondilitis anquilopoyética se trata generalmente con antiinflamatorios para el dolor y fisioterapia y ejercicios para frenar el avance de la pérdida de movilidad. La respuesta de la enfermedad a los antiinflamatorios es generalmente muy buena, siendo este hecho casi un criterio diagnóstico. El naproxeno (de potencia moderada), la indometacina (fármaco relativamente "antiguo", pero de potencia elevada) y los "coxibs" (celecoxib y etoricoxib, ambos fármacos de última generación) han demostrado eficacia en el control sintomático y, según determinados estudios, también en el control de la evolución de la enfermedad. Los pacientes en los que no sean efectivos los antiinflamatorios, en la actualidad, son tratados con fármacos denominados "biológicos". Los fármacos que se utilizan tienen como misión impedir la acción del factor de necrosis tumoral (TNF), un importante mediador de la inflamación y del sistema inmunitario. Existen dos tipos de fármacos anti-TNF, los anticuerpos monoclonales anti-TNF (adalimumab, infliximab, golimumab) y los receptores "señuelo" que impiden el contacto del TNF con sus verdaderos receptores (etanercept).

Son numerosos los pacientes con espondilitis que siguen la Dieta de Londres para el control sintomático de su enfermedad y la prevención de recaídas. La base de esta dieta es la eliminación de la ingesta de almidón ("starch free diet" en inglés). El motivo de eliminar el almidón es que su degradación en azúcares simples constituye la fuente principal de energía de la *Klebsiella*. La *Klebsiella* prolifera en dietas ricas en almidón. En el primer nivel de dieta se eliminan los cereales con alto contenido en almidón (trigo, avena, cebada, centeno) y en el segundo (se pasa si el primero no es efectivo), el resto de alimentos con almidón, como las patatas, el arroz, ciertas legumbres, frutas y hortalizas. El primer objetivo sería eliminar un 40-50% del consumo de almidón, y el segundo suprimirlo casi por completo. Otros pacientes prefieren eliminar completamente la ingesta de almidón y cuando han logrado una mejoría clínica, van reintroduciendo los alimentos del segundo grupo, que contienen menos almidón.

Para concluir, comentar que la espondilitis anquilopoyética es una enfermedad infradiagnosticada y que muchos pacientes la padecen y no lo saben.

18. La silla y la cama. Los trastornos posturales

A veces pienso que es difícil que la humanidad llegue muy lejos en vehículos en los que tengamos que ir sentados. La postura de sedestación, si bien produce un descanso relativo a nuestras extremidades inferiores, es nefasta para nuestra columna vertebral y para la región pélvica. No es de extrañar que un paciente con un trabajo sedentario presente molestias o incluso dolor franco a nivel cervical, dorsal, lumbar, glúteo o inguinal. La silla se demuestra ante estos pacientes como un auténtico "potro de tortura" Camuflado como mobiliario de oficina. El problema es que los pacientes que trabajan sentados en una silla difícilmente se librarán de esta salvo que cambien de actividad. Hay que hacer correcciones sobre la marcha.

LA SILLA

El paciente tendrá que sentarse bien atrás en la banqueta, notando el inicio del respaldo en la zona glútea. Extenderemos la columna hacia atrás, evitando el encorvamiento sobre la mesa a modo de "joroba" en la zona dorsal, hombros bien atrás. Es extremadamente útil, sino fundamental, la utilización de un rollo lumbar, sobre el cual nos pondremos bien apoyados y corregirá nuestra postura, logrando una fisiológica lordosis lumbar. La silla tendrá reposa brazos. Si trabajamos con papel, colocaremos un atril o una mesa inclinada. Si trabajamos con ordenador, su pantalla estará a la altura de nuestra vista con la columna totalmente erguida (y no al revés). Es recomendable un apoyo móvil para los pies (un balancín como el de las máquinas antiguas de coser). Y un último detalle, la silla por mucho que "nos pese" es mejor que no tenga ruedas (o si las tiene, que estén frenadas), ya que si no la inestabilidad producirá continuas microcontracturas para corregir malas posturas. Los pacientes que tengan que "sufrir" una silla durante muchas horas se levantarán cada 15-20 minutos a estirarse y dar un paseo.

Ni que decir tiene que la sedestación correcta en un sofá mullido es imposible y que su uso sólo lo recomiendo si son reclinables para estar semiacostado. Para el uso doméstico, mejor butacones altos cuyo asiento no se hunda sino que aguante firme nuestro peso.

LA CAMA

La cama es el elemento en el cual pasamos casi una tercera parte de la vida. Posturas incorrectas, colchones demasiado duros o blandos, almohadas inadecuadas...inician una lista enorme de variables que pueden perturbar nuestro descanso nocturno. Es extremadamente habitual que los pacientes con problemas cervicales amanezcan ya con su dolor instalado desde que abren los ojos. Independientemente de la causa primaria de la cervicalgia, tenemos un elemento desencadenante probablemente en la almohada. Mi consejo para los pacientes que sufren de cervicalgia es que utilicen una almohada cervical con forma de doble oleada fabricada en un material viscoelástico de calidad, adecuada para su tamaño.

El tipo de colchón es uno de los consejos por el que soy más veces preguntado. El material principal o núcleo ha de ser firme, independientemente de su composición. Sin embargo, la zona que lo recubre debe ser adaptable a nuestra forma. Los cuerpos no son rectos, tienen curvas, por lo que volveremos al viscoelástico como material preferible para el recubrimiento. Hay que tener en cuenta que es muy difícil adecuar el mismo colchón a dos personas en el case de parejas. Los pesos, la distribución de las cargas, las alturas, incluso la temperatura que modifica las propiedades de los materiales, son muy distintos de una persona a otra. Dicho esto, es a veces preferible el descanso en camas individuales cuando buscamos un descanso reparador y que no desencadene cuadros dolorosos en pacientes con problemas musculoesqueléticos. No sufran, a veces una separación como esta une más.

La ropa de cama también tiene su parte cuando intentamos prevenir dolor postural nocturno. Las mantas demasiado pesadas y las sábanas "sometidas" debajo del colchón, frenarán nuestra libertad de movimiento a modo de camisa de fuerza, lo que hará que se mantengan posturas a veces forzadas a nivel de caderas y Extremidades inferiores, impidiéndonos voltear el cuerpo o doblar las rodillas cuando lo requiera acomodar nuestro raquis. Es difícil tener la espalda en una postura relajada sin poder doblar las rodillas. Probablemente las fundas nórdicas sean la mejor cobertura a nuestro descanso.

Respecto a la postura para dormir también podría escribir otro libro (no lo descarto), pero en líneas generales, la postura boca arriba con una almohada extra debajo de las rodillas para que estén ligeramente flexionadas es adecuada para casi toda la problemática de espalda. Totalmente des aconsejable para problemas de hombro y caderas es dormir de lado y si lo hacemos, la extremidad afectada deberá reposar sobre un almohadón que permita que repose de manera horizontal (con el riesgo de perjudicar a la extremidad que queda debajo de nuestro cuerpo).

Con frecuencia aconsejo a mis pacientes con problemática de dolor dorso-lumbar o lumbo-pélvico que se acuesten boca abajo 10 minutos al entrar en la cama, incluso en ligera hiperextensión sobre los codos. Es una manera de frenar la tendencia del cuerpo a la flexión que sucede a lo largo de la vida y que es causa de descompón sanción de la estática del raquis. En los últimos tiempos aconsejo a mis pacientes la elaboración a medida de un colchón adicional sobre el que se acuestan boca abajo, imitando en cierta manera el descanso que realizan muchos mamíferos en troncos o ramas de árbol con las extremidades "colgando".

Cerramos el tema del descanso nocturno incidiendo en un cambio de costumbres. No debemos leer, ver televisión ni utilizar tablets, móviles o dispositivos electrónicos antes de dormirnos. Está demostrado que el descanso será de peor calidad, pero sobretodo, nos hacen adoptar posturas antinaturales y forzadas que en muchas ocasiones son causa incluso única de nuestros problemas de dolor.

En conclusión, los problemas posturales se refieren principalmente a cómo nos sentamos y como dormimos. Su corrección es fácil por tratarse de un tratamiento pasivo, que no requiere de esfuerzo (salvo el económico) y que brindará al paciente una mejoría percibida rápida y duradera. Ponga atención a ellos.

19. El dolor psicógeno ¿las migrañas del cuerpo?

— Normales, o *casi normales*. Es el resultado de las pruebas. Pero le tengo que hacer unas preguntas antes de concretar el diagnóstico...

La somatización, dolor psicógeno, el trastorno somatiforme o las corpalgias migrañosas son causa de dolor hasta en un 3-5% de pacientes. Cada cuadro tiene unas características diferentes. El dolor es verdadero (no como en el dolor facticio o en los pacientes simuladores, sobre los que no trato en este libro), verdadero y difícil de eliminar. Son cuadros de dolor impreciso, muchas veces afectando un hemicuerpo, sin clara relación con problemas mecánicos o articulares. Es frecuente su presentación en la zona lumbar, región cervical y hombros y en la región pélvica, presentándose en muchas ocasiones de manera asimétrica. Sordos pero continuos en muchas ocasiones, extremadamente agudos y episódicos en otros casos. Incapacitantes y perturbadores de la actividad normal del paciente. Limitantes en cuanto a relaciones sociales, fuente de miedos a "no rendir" lo que se espera de los pacientes que los sufren. Dolor en sentido estricto.

El primer requisito para realizar uno de estos diagnósticos es la ausencia de lesión física u orgánica, o que la sintomatología sea excesiva para el grado de lesión, a veces casualmente, detectada.

> *Para medir la tolerancia al dolor de los pacientes me resulta muy útil pasar la yema del dedo por la cara interna de la tibia, de arriba abajo, incidiendo entre el hueso y el músculo. Resulta muy evidente en ocasiones la diferencia en intensidad del dolor que se produce entre el hemicuerpo derecho y el izquierdo. Lo llamo "prueba de la tibia".*

El segundo punto es la duración del dolor, que debe ser mayor de 6 meses (la mayoría de los pacientes hablan de años). Su origen podría estar en un conflicto psicológico o en la discapacidad de nuestro cerebro para asumir dolor, aunque su mecanismo exacto se desconoce.

En medicina son numerosas las enfermedades de origen psicosomático, incluyendo problemas cutáneos, cefaleas, reacciones de tipo alérgico, reumatismos, incluso cuadros gripales y febriles. Se definen como síntomas físicos de los que se supone un producto de un padecimiento mental. Existen numerosas enfermedades en las que sólidamente se considera una contribución del factor psicosomático en su desarrollo. La lista de este tipo de enfermedades es larga, incluyendo el asma, la úlcera péptica, la gastritis, la colitis ulcerosa, el síndrome de colon irritable, la hipertensión arterial, la neurodermatitis, la artritis reumatoide, el síndrome de fatiga crónica, algunos problemas de tiroides(tirotoxicosis, hipertiroidismo o hipotiroidismo) la fibromialgia, el infarto agudo de miocardio y la angina cardíaca, la enfermedad de Crohn, la urticaria, algunas enfermedades atópicas, algunas dermatitis (eczemas, psoriasis, enfermedades atópicas), el lupus eritematoso sistémico, la alopecia, la fiebre del heno, algunos tipos de diabetes, algunos tipos de cáncer, la púrpura trombocitopénica idiopática, la blefaritis... En todas ella se considera como factor desencadenante el stress, la ansiedad y los síntomas depresivos, independientemente de que exista una predisposición para la enfermedad u otros factores desencadenantes. Se ha llegado a decir que más de las enfermedades que conocemos y padecemos tienen un origen psicosomático.

CORPALGIAS MIGRAÑOSAS

Pero volvamos al dolor. Quizá para entender este tipo de dolor es preferible empezar hablando de las corpalgias migrañosas. Se trata de un tipo especial, no demasiado frecuente, de migraña en la cual el dolor no se manifiesta a nivel craneal o cervical, sino que aparece a nivel de extremidades, abdominal o pélvico. Es de inicio agudo y puede verse precedido o no del fenómeno de aura. La mayoría de los pacientes que las sufren las alternan con migrañas clásicas o de tipo "cluster", pero aún así es poco habitual llegar al diagnóstico, o si este se alcanza se suele demorar meses o años. La migraña abdominal es frecuente en pacientes infantiles. La migraña a nivel de extremidades es más frecuente a nivel de cuello/hombro/extremidad superior, pero también aparece a nivel de región lumbar/cadera/extremidad inferior. La duración va de 2-3 horas hasta unos días, o incluso semanas.

La causa de los dolores migrañosos continúa a debate, siendo varios los mecanismos que han intentado explicar su origen. En la antigüedad Se las relacionaba con problemas gastrointestinales, por la presencia frecuente de náuseas y vómitos antes o durante la migraña. Durante muchos años se ha aceptado el origen vascular, atribuyéndose a una vasoconstricción seguida de vasodilatación brusca de parte de la circulación del encéfalo. En los últimos tiempos se está replanteando su mecanismo, ya que se ha detectado una hiperexcitabilidad respecto a la transmisión eléctrica en ciertas áreas cerebrales durante el proceso migrañoso, lo que llevaría a una hipótesis que lo asemejaría a un tipo de epilepsia. Si bien el mecanismo es aún oscuro para la ciencia, parece que los desencadenantes están claros. Ciertos alimentos con alto contenido en tiramina (queso, vino, ciertas conservas), feniletilamina (café, cola, cacao), alcohol, sal y en caso de pacientes con alergias alimentarias, aquellos alimentos que las desencadenen, han sido comprobados como desencadenantes de cuadros migrañosos. Incluso hay una hipótesis que atribuye al déficit de un enzima, la diaminooxidasa (DAO), la predisposición de ciertos individuos a presentar migrañas. El déficit de esta enzima produce un exceso de histamina en ciertos pacientes ante la ingesta de estos alimentos, ya que la DAO estaría encargada de metabolizarla (degradarla) cuando se produce en exceso. El exceso de histamina por tanto sería producto del alto contenido que de ella presentan algunos alimentos (o de animas precursoras de histamina, como las que ya hemos comentado) y de la imposibilidad o dificultad del cuerpo para deshacerse de este exceso.

Otros factores desencadenantes de migrañas son la falta de sueño, el stress (o más bien la relajación posterior a hechos estresantes), y determinados estímulos "excesivos", como perfumes, luces, ruidos...

Respecto al tratamiento de las migrañas, se pueden abordar dos vertientes. Por un lado el de las crisis migrañosas, altamente incapacitantes, pero a su vez autolimitadas (sin hacer nada llegan a ceder, en un mayor o menor lapso de tiempo). Para las crisis funcionan los AINES, los analgésicos convencionales y los opiáceos, aunque con distinta eficacia según los pacientes. El tratamiento con triptanes está altamente extendido por su eficacia y rapidez, pero parece ser menos efectivo en migrañas corporales. El mecanismo de acción de los triptanes consiste en la estimulación de los receptores de serotonina (sí, esa sustancia que parece encargada de nuestra felicidad). Para la prevención, se han utilizado varios fármacos, casi todos encargados de inhibir la respuesta adrenérgica en los correspondientes receptores. Es de uso habitual el propanolol. Lo cierto es que para plantearse un tratamiento preventivo de la migraña hay que tener en cuenta el número de episodios anuales, ya que muchas veces "no compensa" si se producen de manera escasa y puntual.

En conclusión, tenemos un fenómeno a nivel central (cerebral) que produce dolor a nivel corporal. No es un fenómeno aislado, sino que podemos localizar multitud de trabajos científicos describiendo los cuadros de cientos de pacientes. Seguiremos adelante en este capítulo con este sustento, y nunca atribuyendo a una "falta de cordura" de los pacientes cuando presentan un dolor de origen central. Mediante las corpalgias migrañosas explicaríamos cuadros puntuales y autolimitados, de mayor o menor duración. Los procesos de dolor continuo de origen en la psique o en la fisiología cerebral tienen otras denominaciones y han sido ampliamente estudiados.

ENFERMEDADES PSICOSOMÁTICAS

El trastorno somatomorfo o de somatización está definido como un cuadro de dolor en cuatro regiones diferentes corporales, dos síntomas gastrointestinales, uno pseudoneurológico y uno sexual o genital. El cuadro debe presentarse con más de 6 meses de evolución y no debe encontrarse ningún diagnóstico que justifique los síntomas presentados, o si existe algún diagnóstico, que no justifique la intensidad sintomática. Se incluye como criterio diagnóstico, pero perdiendo fuerza con el paso de los años, el hecho de que la sintomatología se inicie antes de los 30 años.

El trastorno de somatización es más frecuente en mujeres (en torno al 70% de los casos documentados) y se ha detectado cierta correlación con historial de abusos sufridos. Parece haber cierta a predisposición familiar, refiriendo los pacientes en muchas ocasiones como familiares cercanos vivieron continuamente con dolor.

Existen formas más leves de presentación con menos regiones dolorosas o sin síntomas gastrointestinales o genitales asociados, como el trastorno somatomorfo indiferenciado o el abreviado. Las características del dolor en este cuadro son diferentes según los pacientes, pero suele ser bastante continuado, con periodos cortos y escasos de remisión. De intensidad variable, es muchas veces descrito como "no intenso", pero es casi siempre muy preocupante para el paciente, dada la incertidumbre de su origen. Suele respetar el sueño nocturno, a diferencia del dolor oncológico. Es muy habitual que concentre la preocupación del que lo sufre en inactividad , por lo que se hace más presente cuando el nivel de otras actividades o cuestiones que precisen atención disminuya, es decir, lo podríamos definir como un dolor de reposo en ocasiones, pudiendo asemejar un proceso reumático.

Se han definido como diagnósticos diferenciales los problemas de tiroides, la esclerosis múltiple y el Lupus, por la afectación de varios sistemas al igual que en estas enfermedades.

La causa permanece desconocida. En muchas ocasiones es un diagnóstico simpático a problemas de ansiedad y/o depresión, pero en muchas otras ocasiones estos no están presentes. Algunos especialistas han asimilado el cuadro a la Fibromialgia, pero lo que por el momento lo que seguro tienen en común es una causa desconocida. Las hipótesis basadas más en un origen psicológico del cuadro hablan de una manifestación corporal de la ansiedad y el stress o la depresión, en pacientes incapaces de asumir esos problemas como psicológicos, por ejemplo, ante un acontecimiento que produce tristeza, no se emotivizaría en llanto o queja sino en un dolor corporal, en un intento de proteger nuestro supuesto control emocional. Ante un acontecimiento estresante, el paciente no temblaría y se mostraría inseguro o huidizo, sino que se le reproduciría ese dolor, "su dolor", o alguno de los otros síntomas ya mencionados. Lo que de inicio serían reacciones aisladas de defensa irían cronificando hasta hacer que el cuadro se manifieste de manera continuada, anticipándose así el cuerpo a respuestas emotivas, que el paciente seguro encontraría reprochables. El dolor sería un síntoma de lo que habitualmente se conoce como *dureza*.

Otra hipótesis, más orgánica, describiría un estado en el que la región del cerebro encargada de procesar la información de los estímulos dolorosos de una región estuviera más sensible. El umbral del dolor (esa línea que supone la diferencia entre que un estímulo sea doloroso o no), estaría descendido, podría ser un problema en las sustancias estimulantes del dolor, o en sus receptores, o una asociación incorrecta de estímulos por atrofia de unas regiones e hipertrofia de otras que estimularían a las atrofiadas, siendo estos estímulos dolorosos. Como aún no conocemos ciertamente todos los mecanismos que rigen nuestro encéfalo y nuestra *psique*, es probable que tardemos mucho en dar explicación definitiva a estos procesos. Si el paciente es reacio a entender el diagnóstico, le hablo sobre el síndrome del miembro fantasma que ocurre tras una amputación. El dolor en la extremidad se reproduce en estos pacientes, desconociéndose aún la causa concreta.

Si ya tenemos el diagnóstico, y lo más importante de todo, este es entendido por el paciente, iniciaremos el tratamiento. A nivel corporal es bueno recordar que "estímulos normales o de intensidad leve", pueden desencadenar episodios de dolor. Pues bien, amortiguaremos los estímulos. Plantillas amortiguadoras de los impactos con la deambulación, ropa poco ceñida, evitar cinturones o tirantes del sostén demasiado apretados, pérdida de peso, descanso nocturno reparador, cojines de viscoelástico para las sillas... Es muy importante realizar una actividad física suave pero constante. Desde el punto de vista farmacológico, se han demostrado poco efectivos los antiinflamatorios, analgésicos o los corticoides. Los estudios realizados avalan la utilización de fármacos antidepresivos, ansiolíticos y también de tratamientos para el dolor neuropático. Existe evidencia de la mejoría del cuadro con utilización de un tratamiento natural, el Hipérico, una planta que ha sido utilizada desde hace mucho tiempo para el tratamiento de la depresión.

Sin embargo, el abordaje psicológico ha demostrado excelentes resultados para los trastornos de somatización. En concreto la terapia cognitivo-conductual. Durante varias sesiones (normalmente unas diez), el paciente irá reconociendo la causa de su dolor, identificando los desencadenantes y obteniendo herramientas para librarse del dolor, a través de métodos de relajación, respiración, cambios conductuales y de pensamiento ante determinados acontecimientos estresantes o angustiantes. La terapia irá dirigida también al inicio de nuevas actividades que saquen al paciente de su rutina. Este tratamiento puede ser seguido de manera individual o en grupo. Todos los tratamientos para los trastornos somatomorfos buscan mejoría, siendo escasas las remisiones completas, aunque la calidad de vida con su diagnóstico y su tratamiento amortiguador mejora de manera ostensible.

El trastorno de dolor sería una de las variantes de trastornos de somatización en la que únicamente se produce dolor en una localización. Podríamos aplicar todo lo que hemos dicho sobre el síndrome completo.

A todos los cuadros de somatización me gusta definirlos como "dolores para olvidar". Si uno consigue olvidarlos y pasar página, la vida continuará y será más feliz. Trátelos y olvídelos. Si están en nuestra cabeza se harán más y más fuertes como esos monstruos infantiles del armario, que se alimentan de nuestros miedos. Concéntrese en la vida.

20. Fibromialgia

Parece difícil no poder situar ya nuestro dolor en un diagnóstico de todos los que hemos enumerado. Y todavía nos queda hablar de la fibromialgia, un enorme vagón de pacientes que peregrinan sin rumbo fijo entre especialidades y especialistas. Con una sintomatología variada y difusa, a veces sólo concretada por la presencia de dolor en 11 de los 18 "tender points" existentes, y unas pruebas diagnósticas inexistentes, es fácil para un médico hacer el diagnóstico cuando no es capaz de concretar otro más acertado. Con esto no quiero decir que la Fibromialgia no exista, pero sí creo que hay una serie de cuadros que por no detectarse su origen, caen en el cajón de la Fibromialgia, esa enfermedad intratable.

Es difícil encontrar una fibromialgia pura, primaria o primitiva, siendo numerosas las enfermedades que yo llamo *asimiladas a fibromialgia*. El más claro ejemplo de estas enfermedades es la tendinopatía calcificante, de la que ya he hablado extensamente. Su detección en pacientes con síntomas de fibromialgia, absorbería gran cantidad de diagnósticos desafortunados. Hemos hablado también de la polimialgia reumática y de las espondiloartropatías seronegativas, que en menor medida también justificarían en caso de detectarse, los síntomas de una fibromialgia. Por otro lado, los trastornos de somatización pueden abarcar otro gran porcentaje de pacientes etiquetados como "fibromiálgicos".

Los problemas crónicos de columna vertebral forman otro pequeño "pull" dentro de los diagnósticos de fibromialgia. Determinados autores han correlacionado los síntomas con la compresión periférica de determinados nervios, incluso alguno propugna su liberación quirúrgica como tratamiento a la fibromialgia.

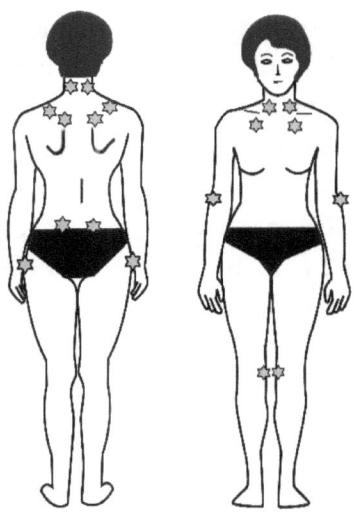

Figura 3. "Tender points" en fibromialgia. Adaptado de wikipedia.org.

Entonces, ¿la fibromialgia existe? Seguro que sí, pero como enfermedad más *exclusiva* de lo que nos quiere hacer ver la sociedad y los propios médicos. Es una enfermedad a la que le falta algo, una prueba que la diagnostique. Poniendo un ejemplo entendible, si a la esclerosis múltiple le faltaran las lesiones objetivables en resonancia magnética, habría cientos de miles de pacientes diagnosticados de ella, porque las parestesias y la pérdida de sensibilidad es un síntoma frecuente en pacientes *sanos*.

Existe un término, la fibromialgia secundaria, que aunque a mí no me gusta demasiado, nos puede servir para entender porque habría que sacar un gran número de pacientes del diagnóstico de fibromialgia. Cuando una enfermedad dolorosa hace que el cuerpo se "canse de doler", los mecanismos de control del dolor se extenúan y el dolor se expande y crece, llegando a zonas que no tenían dolor, logrando incluso que estímulos normales se perciban como dolorosos. ¿Cómo podemos entender sino que una paciente aporte juntos los diagnósticos de artritis reumatoide (una enfermedad dolorosa y angustiante) junto con el de fibromialgia? ¿Le han tocado en suerte dos enfermedades dolorosas? Yo pienso que esa paciente, o más bien su cuerpo y su *psique*, se han cansado de doler, y el dolor se ha expandido hasta ocupar territorios antes sanos.

La fibromialgia primaria o primitiva es una enfermedad más frecuente en mujeres, de mediana edad y junto con el cuadro de dolor generalizado, representado más concretamente en dolor a la presión en sus "tender points", puede presentar cefalea, problemas gastrointestinales y síntomas de ansiedad o depresión. Su origen es desconocido, aunque se ha llegado a postular la hipótesis de ser reactiva a una infección, en concreto por el hongo *Candida*. Los síntomas de la fibromialgia podrían ser comunes a las enfermedades reumáticas, de las que difiere en la ausencia de pruebas diagnósticas que la confirmen. No hay alteraciones analíticas, de imagen o de anatomía patológica que confirmen su diagnóstico. Aunque esta característica debería hacer de esta enfermedad un diagnóstico de exclusión, es decir al tener delante todas las pruebas normales, a muchos pacientes se les ha realizado el diagnóstico "al entrar por la puerta", y esto les ha privado de tener una enfermedad tratable.

Los analgésicos convencionales y los corticoides no suelen ser útiles en la fibromialgia. Determinados tratamientos locales, inyecciones o fisioterapia, a nivel de los puntos doloroso se han mostrado moderadamente efectivos, y los fármacos de acción central, como opiáceos, antidepresivos y fármacos contra el dolor neuropático constituyen en la actualidad las herramientas terapéuticas más utilizadas.

21. Consejos generales para comenzar a "curarse".

Espero que a lo largo del camino que hemos recorrido a través de las diferentes enfermedades, y con la ayuda de un buen médico (CONSEJO 1: ACUDA A UN BUEN MÉDICO), haya conseguido un diagnóstico para su dolor.

Empiece el tratamiento por lo más sencillo y no se deje llevar por tratamientos quirúrgicos a la primera de cambio (CONSEJO 2: NO TOME DECISIONES PRECIPITADAS, SIEMPRE HAY TIEMPO PARA LA CIRUGÍA).

Tómese un tiempo para el tratamiento, líbrese un tiempo de preocupaciones y quehaceres. Un tratamiento a medias muchas veces no es efectivo (CONSEJO 3: TÓMESE EN SERIO SU TRATAMIENTO).

Cuando por fin el tratamiento ha concluido, y este ha sido efectivo, bien por la curación total o con una mejoría significativa, trate de olvidarse del dolor, no lo busque y alimente en su recuerdo, porque este irá creciendo poco a poco hasta volver a su vida. (CONSEJO 4: PASE PÁGINA).

Por mi parte, espero en lo sucesivo poder ahondar en determinados problemas que puedan ser útiles para los lectores, siempre que mi actividad asistencial me deje un tiempo para plasmar las ideas en papel. Un saludo.

NOTAS

Entiendo su dolor

www.ingramcontent.com/pod-product-compliance
Lightning Source LLC
Chambersburg PA
CBHW050456290526
45786CB00006B/2317